不排队 不挂号

听专家为您会诊

30位名院名医 送您健康大财富

《健康大财富》栏目组 主编

江西科学技术出版社

序言一

幸好有健康

在百度上输入"健康"两个字，会搜索到大约 100,000,000 个结果，是的，一亿个。而在谷歌上面会出现超过 27 亿个结果。这只是一个很小的例子，但是可见"健康"已经成为一个全民话题，是目前人们最为关注的问题之一。

"健康"通常被简单扼要地定义为"机体处于正常运作状态，没有疾病"。但是世界卫生组织对健康的界定似乎更加完善："健康不仅是躯体没有疾病，还要具备心理健康、社会适应良好和有道德"。

这些年，畅销的养生系列书籍、覆盖晚餐时段的养生节目，把"圣人不治已病，治未病"的观念传递给了许多人，提高了人们对自己身体的关注度，同样引用世界卫生组织的报告，有这样一个公式：

健康 =15% 遗传因素 +10% 社会因素 +8% 医疗条件 +7% 气候条件 +60% 自我保健

看来，虽然影响健康的因素不计其数，种类繁多，但每个人自身还是具有主导健康的控制权，就像股份公司里的控股股东，决定着公司的发展方向。

当我在键盘上敲下这些文字的时候，回头看看窗外，北京城在雾霾的笼罩下显得氤氲迷蒙。所幸，在我们对很多事情都无法把控的时候，我们还拥有自己的身体，还可以在这 60% 的范围内把对健康的呵护发挥到最大值。

做健康节目这两年，我接触到各个专业领域的医师。所谓术业有专攻，他们各自从不同角度阐释健康，也各有方法维护和提升健康。如果要把他们提到的各种养生方法都实践一遍，一天 24 小时不停地做也做不完；要把各种对身体有益的食物都吃一遍，一日三餐显然不够。

凡事过犹不及。为了养生而养生，往往会让人忽略了运动的舒畅，美食的乐趣。追本溯源，我们重视健康是为了更好地享受生活。所以，当你寻觅一种适合自己的养生方式的时候，一定要记得让自己快乐。

翻开这本书吧，或许您会找到自己的那条路。

祝您平安喜乐。

《健康大财富》节目主持人　褚琳

2014 年 1 月 16 日

序言二

说人话，接地气，足不出户就能享受专家贴身大会诊的服务

市场上的养生书、养生方、养生节目太多了。

在为家人选择养生保健的方法时，我和很多人一样，会盲目地去相信网上比较火的方子、电视台经常报道的名医专家，或者是专业出版社所出的书，觉得心里踏实。但是说句实在话，病因多复杂啊，咱们每个人的身体情况都不一样，有的方子适合我但是未必会适合你，有的时候觉得自己是在养生，说不定反倒是在伤身体。

爸爸妈妈的年纪越来越大，平时随便活动一下就累了，有的时候蹲蹲起起就会闪到腰，也常说"老了，做不动了"……对于做儿女的我们来说，心里眼里顿时就有种酸酸的东西涌上。另外，现在空气环境越来越差，食品越来越不安全，高血压、糖尿病、高血脂等需要终身用药控制的疾病越来越多。去医院挂号难、排

队难，想要挂个名医来看病更是要提前做准备。这样很容易使病情延误，有的时候甚至小病被拖成大病，很多重病就是在刚有苗头的时候没有控制好，最后反倒成不治之症。

基于这个原因，我们有幸和《健康大财富》节目组一起合作了这本书。《健康大财富》是专门针对中国普通老百姓的一栏健康专业节目，每期都会请我国知名的中西医专家、营养学家（其中，佟彤、于康、罗大伦、范志红、吴大真、张秀勤、覃迅云等名医都是其座上客。）来谈诊断、谈治疗、谈养生，其目的就是要让更多人享受到"足不出户就能享受专家大会诊的服务"。

在这本书中，专家们根据当前雾霾天气、环境污染、食品安全问题等现象，从自我诊断、小病的自我调治、常见慢性病、生活中吃的米面油菜如何选择、四季养生、健康的根本误区等方面提供了温馨、独到的见解，都是他们多年的临床经验，特别简单、有效、安全。

专家们深知："授人以鱼不如授人以渔"，任何健康问题，如果能够被您及时发现，然后及早进行调理和治疗，是可以防患于未然的。

身体有灵，我们每个人都要真心善待，如是一生方有欢喜不灭。

祝大家好运连连！

编者谨识

2014 年 1 月 20 日

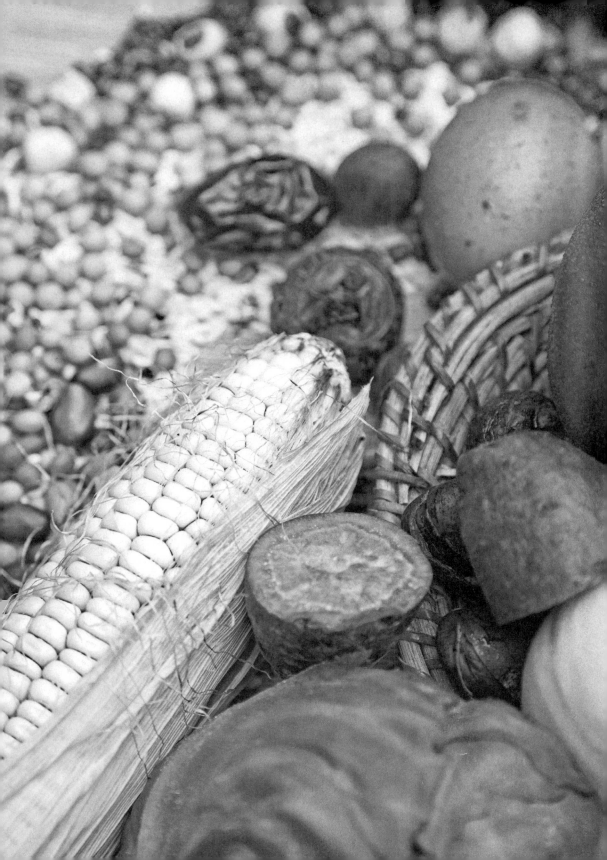

目录

序言一：

幸好有健康 / 5

序言二：

说人话，接地气，足不出户就能享受专家贴身

大会诊的服务 / 7

第一章 空气污染严重，如何保护家人脾肺和呼吸系统安全

1. 雾霾严重出现鼻炎，用我家传下来的熏鼻疗法 / 16

2. 雾霾造成嗓子难受、慢性咽炎，

   常喝金银花甘桔汤 / 19

3. 开春时节空气质量差，得了红眼病，

   请马上喝清眼退赤茶 / 20

4. 让孩子、老人不发烧、不咳嗽 / 24

5. 咳嗽胸闷，随时用我推荐的百合梨子银耳汤 / 28

第二章　家常便饭也是药

1. 自己在家制作的天然调和油最香最安全 / 32

2. 全家人都要坚持每天吃一个鸡蛋 / 36

3. 健康吃肉保阳气 / 39

4. 我们曾经吃错过的蔬菜 / 42

5. 大米比药好 / 45

6. 会吃面的人不发胖，不得三高 / 48

7. 大口慢喝，才是饮啤酒之道 / 51

8. 协和医院"急诊科女超人"教你预防食物中毒 / 55

9. 夏天不忌口，也能保健康 / 59

10. 金银花一年四季都能用 / 62

第三章　用花来侍候女人

1. 善用玫瑰花的女人不显老 / 66

2. 经前烦躁，用百合花和玫瑰花熬水喝效果好 / 70

3. 经前脾气大，喝三七菊花茶 / 72

4. 我愿意一直用到老的美白秘方：百合花水 / 73

5. 长痤疮，试试金银百合花茶 / 74

6. 啤酒做面膜，去油紧皮肤 / 75

7. 虚胖、水肿，三七花煮水喝效果好 / 77

8. 美容瘦身正当时，人面桃花相映红 / 78

第四章 不要把小病拖成大病，一家老幼的身体如何将息

1. 您是"真上火"还是"假上火" / 84

2. 工作狂谨防亚健康 / 87

3. 熬夜后轻松补救不伤身 / 90

4. 脾胃好的人活得幸福 / 93

5. 腰酸背痛腿抽筋，每晚喝一口金银花酒就会减轻 / 96

6. 家里有人受伤，可以给他炖三七鸽子汤吃 / 98

7. 只有医生知道的防脱发妙招 / 99

8. 头晕目眩，往往是耳朵造成的 / 102

9. 每天敲敲肾俞穴，身体越来越强壮 / 104

10. 夏天会洗澡，皮肤才会好 / 107

11. 压力大、睡不好，喝百合花茶就能解决 / 110

12. 老爱失眠，喝三七花茶 / 111

第五章 身体有病早知道

1. 观鼻可知五脏好坏 / 114

2. 十个手指头尖相撞，补气血效果好 / 117

3. 身体好不好，指甲告诉您 / 120

4. 观察尿液颜色，有疾病早治疗 / 123

5. 大便不正常，身体有毛病 / 126

6. 肥胖不是有福的标志 / 129

7. 会出汗才会更健康 / 132

8. 不要小看皮肤瘙痒 / 136

9. 牙龈出血，早预防早治疗 / 139

第六章　慢性病、常见病、老病根，应如何防治才不拖累家人

1. 减少生命的危险：留心冠心病的早期症状 / 144

2. 脑中风不是老年人的专利 / 147

3. 预防骨质疏松，在家就能轻松做到 / 150

4. 有这种血型和性格的人要小心患癌 / 153

5. 降压灵药三七花 / 157

6. 得了高血压，家庭调养最重要 / 158

7. 预防息肉，尝试一下黄芪陈皮山楂茶 / 161

8. 感冒引发心肌炎，及时进行心肺复苏 / 164

第七章　走出养生误区就不生病

1. 减肥就是要吃好的 / 168

2. 选错洗涤剂，除菌不力更伤身 / 171

3. 别动不动就用抗生素 / 174

4. 走路姿势不对易伤身 / 177

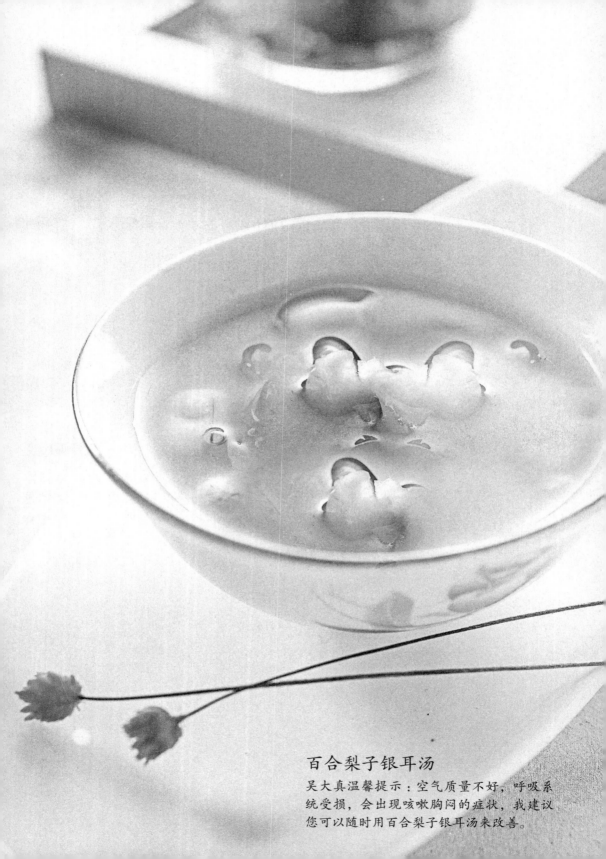

百合梨子银耳汤

吴大真温馨提示：空气质量不好，呼吸系统受损，会出现咳嗽胸闷的症状，我建议您可以随时用百合梨子银耳汤来改善。

第一章

空气污染严重，如何保护家人脾肺和呼吸系统安全

1

覃迅云告诉您

雾霾严重出现鼻炎，用我家传下来的熏鼻疗法

🍃 鼻子健康，人就长寿

瑶族人为什么会长寿？最关键的原因不仅仅是居住区空气好、水好，而是早就有药食同源和防病的意识。我们瑶族有个"鼻关总窍论"，意思就是鼻子是人体七窍里的总窍，人刚出生的时候它就开始工作，到寿命终结前从不休息，甚至连睡觉时它也在工作，是人体健康的第一道关卡。

所以一旦鼻子出现问题，身体的风险就会变大。现在生活中，雾霾、汽车尾气、空气污染越来越严重，我们必须好好关注鼻子

的安危。

鼻子是人体第一道抵御外来病邪的"长城"，既然它是疾病发生的通道，那么我们治疗的时候也可以从鼻子入手，比如用熏鼻疗法来治疗。

实际上，"熏鼻"是一种给药途径，它并不是单纯治疗与鼻相关的疾病，而是将药物从鼻子传达到身体的各个部分的一个传导过程，最后达到治病的目的，就与人在冬天通过闻醋杀菌，预防感冒的意思一样。

🌿 有鼻炎，可以用我家传下来的熏鼻疗法

★基础配方

千锤打 10 克（瑶药，可用菊花 15 克代替）、金耳环 10 克（瑶药，可用白芷 15 克代替）、辛夷花 15 克、苍耳 15 克、木香 10 克、蝉蜕 10 克、千年沉樟 10 克、一枝蒿 10 克，药剂为一次量。您也可以在专门的瑶医机构内购买瑶药。

★做法

1. 根据煮药的量来确定砂锅、药罐等容器的大小。

2. 将药材放入砂锅里，一些在熬煮过程中会挥发香气的药材尽量晚放，否则药性会早早挥发。

3. 等到开锅之后 3 ~ 5 分钟开始熏鼻，每次 5 ~ 8 分钟，每日晚间熏一次即可。

4. 熏鼻过程中，要采用深呼吸，并不断调节距离和温度。

★效果

对轻症鼻炎病的预防和治疗效果很好。

覃大夫温馨叮嘱

★在家里进行熏鼻疗法的时候，我建议您可以事先准备一张牛皮纸卷成筒，糊成喇叭状。等到药熬好了，把大喇叭边剪平粘到砂锅上，把鼻子对着喇叭口熏。喇叭筒能收集气体，药效都不浪费。

★熏鼻的过程中，还可以调节喇叭筒的长短调节温度，避免气体把鼻子烫伤了。

★用家里常见的砂锅就可以进行熏鼻疗法。

面对雾霾天，如何改善家里的空气

针对目前雾霾天，我建议您试试咱们大瑶山里净化空气的好方法，操作简单，还能保护鼻腔卫生：把家里的锅烧热，放上烙铁，压上刚刚说的基础药方，然后倒上醋。

药香味和醋香味混合在一起，可以驱散湿气、浊气。基础鼻炎药方里有薄荷和木香，能瞬间改善屋子里的空气。

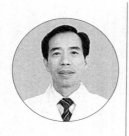

覃迅云

覃氏瑶医第十三代传人，中国瑶医药学科带头人，瑶医第一位主任医师。
北京卫视《养生堂》、江苏卫视《万家灯火》等节目嘉宾。

2 吴大真告诉您
雾霾造成嗓子难受、慢性咽炎，常喝金银花甘桔汤

金银花甘桔汤

★配方

金银花 10 克，甘草 10 克，桔梗 10 克。

★做法和用法

按照 1:1:1 的比例加水泡茶或熬煮，当嗓子感觉不舒服或是天气变化的时候，连续喝上 3 ~ 5 天，能够润嗓子，不咳嗽。

吴大真

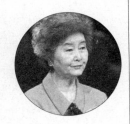

现任北京同济医院院长。北京恒安中医院、北海医院特邀肾病专家、主任医师，研究生导师，北京市政协委员、中国保健协会副理事长，北京国际医药学术研究促进会常务会长。

著有《花养女人幸福一生》《健康的女人最幸福》等畅销书。

3 沙凤桐告诉您
开春时节空气质量差，得了红眼病，请马上喝清眼退赤茶

春天天气干燥又多风，人一上火就很容易患上红眼病，而且红眼病的传播速度特别快，一旦您不小心被感染上，很快地，家人、朋友、同事……您周围的人就会出现同样的症状。如果您能了解红眼病的发病原因和掌握一些自己处理红眼病的小方法，就能帮助家人有效地缓解痛苦。

🌿 红眼病有哪些症状

★看镜子时会发现自己的眼睛里有很多细细的血丝

1. 如果眼睛上的这些血丝是从眼角向眼球中间慢慢地伸延，

这是我们俗称的"充血"，就要警惕红眼病了。

2. 如果您发现自己眼睛里的血丝从黑眼珠和白眼珠交界的地方向外散开，出现细小的出血症状，就要立即去医院，这有可能是角膜炎或者青光眼的表现，要引起高度重视。

★如果您发现自己的白眼珠那里好像有一层水膜，甚至出血，整个一片都变红了，这也是红眼病的症状。在我接诊时，很多病人都会说自己"眼底出血"，其实我们自己根本看不见眼底出血，他们所说的这种症状就是红眼病。

★如果突然发现眼睛的分泌物增多，比如早晨醒来时有很多眼屎，也要警惕红眼病。

★红眼病发作时往往还会有口渴、心烦，大便比较干这类症状。

看眼睛红肿的时间长短可判断红眼病是急性或慢性

类别	特点	治疗原则	效果
急性	起病非常急，大面积流行，在一两天里，甚至是头天晚上还好，第二天早晨起来眼睛就红了。	疏风清热、表里双解。	退红、退赤的效果非常明显。
慢性	时间很长，十几年来眼睛一直这么红。	养阴、清热、祛风、凉血。	治疗起来慢一点，但是一旦调整，有了效果以后，会比较稳定。

在家用缝衣针刺少商穴放血，可缓解急性红眼病

★取穴方法

在拇指指甲的下方，"指甲月牙"靠手掌外侧，差不多一个韭菜叶宽的地方。

★按摩方法

把家里的缝衣针烧红消毒，然后对准少商穴刺一下，刺过之后轻轻地按揉手根，慢慢地把血挤出来，一到两滴就可以了。最后用干净的酒精棉球把血擦干净。

★按摩功效

能治疗急性红眼病，像很多小孩子肺热或者急性发烧，也可以用这个方法。

红眼病初起，马上喝清眼退赤茶

★配方和制法

取菊花（最好选黄菊）2克、栀子2克、决明子2克，泡水即可。

★功效

如果您是在红眼病症初起的时候喝，只要喝上一天就不会发作；如果是红眼病比较厉害，可以一天换两次药，连喝3～5天。在红眼病流行的时候，常喝这道茶也有预防的作用。

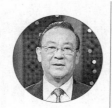

沙凤桐

中医眼科名家、健管家、教授、博士生导师。曾任中国中医科学院眼科医院院长，中华中医眼科学会副主任。现任平心堂中医门诊部、正安中医眼科专家。

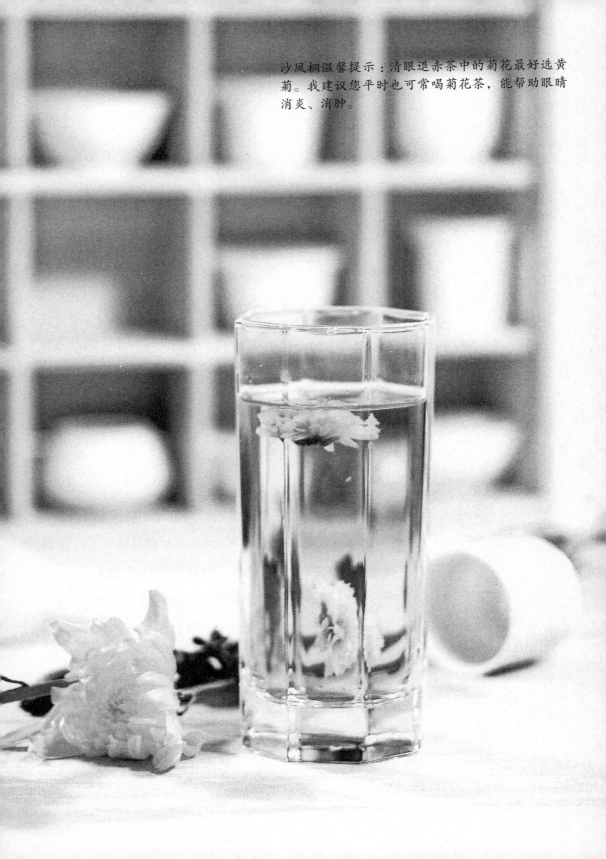

沙凤桐温馨提示：清眼退赤茶中的菊花最好选黄菊。我建议您平时也可常喝菊花茶，能帮助眼睛消炎、消肿。

4

罗大伦告诉您

让孩子、老人不发烧、不咳嗽

感冒在生活中太常见了，不管是冬天还是夏天，天气降温或者空调吹久了，温度发生变化，人体抵抗能力不强，就很容易诱发。

感冒是外邪入侵体内造成的，中医把感冒分成风热感冒和风寒感冒两种，但实际上我们得的大多数感冒都是风寒感冒，而感冒过程中身体出现发热也是风寒感冒中的一个阶段。如果调理好饮食、保持身体温暖，感冒很快就能解决。

❧ 平时我们治感冒的很多方法都错了

★板蓝根、双黄连预防感冒不可取

板蓝根是寒凉解毒的，当外邪刚侵犯到身体的时候，我们身体就处于凉的状态，这时候吃凉性的药，不但不能解毒，反而把自己的防御系统给抑制了，喝多了还容易胃寒胃痛。双黄连跟板蓝根相似，都有凉性成分，也不适合在感冒早期吃。

★房间熏醋、熏精油的方法，通过产生芳香来祛除家里秽浊之气的方法作用不大。

★通过疫苗防御感冒，对容易生病、身体比较弱的人来说，有预防作用。但年轻人或身体强壮的打疫苗会降低身体抵抗力。

★相信"感冒不用治，七天自己好"的说法对自己很不负责。为什么这么说呢？身体健康的人感冒了，正常的多喝水挺几天可能就没事了。但对那些平时痰就多、爱上火，身体虚弱的人来说硬扛着容易引发肾炎，甚至脑炎、心肌炎。

🌿 抓住感冒初期自己治疗，比看医生有效

★可以蒙头捂汗

多穿几件衣服、躺在被子里，效果就挺好。

★在家里熬姜糖水

选那种带须子的大葱，一截就够了，切成片，再配上6、7片生姜，放点红糖一起熬。熬出香味后，再煮5分钟就行，立刻喝，特别管用。家里经常喝的姜丝可乐、酸辣汤也可以，还有把核桃肉和红糖一起煮汤的方子都可以。

★用热水袋、暖宝宝暖穴位

可以准备热水袋、暖宝宝，敷在后背上的肺枢穴附近，贴上以后，你会发现一会儿身体就微微发汗了，就暖过来了。

家里如果有浴霸，开着浴霸烤着后背，或者用吹风机吹着大椎穴也能让身体暖过来。

★用紫苏叶泡脚

去药店买些紫苏叶备着，突然受寒后拿来用开水一泡，泡开了以后像茶一样的喝，喝完了身体也会微微出汗。也能用紫苏叶煮的水泡脚，喝点热粥后再泡，驱寒还不伤正气。

感冒初期吃什么中成药有效果

★感冒清热冲剂

它是专门调整外寒里热的，吃的时候身体还会经常发汗。

★藿香正气

最适合感冒时出现胃肠病症的时候吃。如果您呕吐明显，就喝藿香正气水。如果腹泻明显，上吐下泻，就是藿香正气水和丸一起用。

发汗不能治感冒

有不少人认为，感冒时候一发汗人就好了。其实这个观点是错误的，要知道，出汗也是有原则的，比如桑拿出汗就不行，这样蒸了以后体内除了外邪气连津液都蒸出来了，正气就会不足，大汗淋漓反而会让身体更虚。按上面我向大家介绍的几个方法来调理，效果就不错。

娃娃发烧咳嗽，可以给他吃烤橘子调理

小孩子感冒时，容易出现咳嗽，这时，家长往往手脚无措，我给大家推荐一个小方法。

★配方

一个皮红色深的橘子。

★做法

把拿一个筷子串上橘子，放到火上烤，把外皮都烤黑以后拿出来放凉，把皮剥掉，吃里面的橘子。

★效果

烤过的橘子肉已经带了外边陈皮的药性，化痰热效果很好。或者，把橙子切掉 1/3，放上盐蒸着吃也可以给孩子治咳嗽。

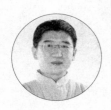

罗大伦

著名中医诊断学博士，CCTV《百家讲坛》中医专家，北京电视台《养生堂》栏目前任主编。《让孩子不发烧、不咳嗽、不积食》等畅销书作者。

5 吴大真告诉您
咳嗽胸闷，随时用我推荐的
百合梨子银耳汤

　　家人如果患有支气管炎，或是正在肺炎恢复期，虽然身上已经不发烧了，但还有点咳嗽，有点痰，就可以吃点百合。另外，现在很多见的阻塞性肺病、呼吸系统纤维化，伴有咳嗽、喘、胸闷、胸痛，气憋得厉害，晚上干咳、出虚汗、发低烧、浑身干燥等症状，也可以用百合来调理。

🌿 百合梨子银耳汤

　　★配方

　　百合、梨、银耳。

★做法

1. 将梨洗干净，去不去皮都可以，梨核也不必去掉，切成小块。

2. 把银耳和百合事先泡好，银耳要把中间的梗摘掉。

3. 把原料放到一块煮，煮的时间可以长一些。此汤糯软香甜，非常好吃。

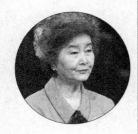

吴大真

现任北京同济医院院长。北京恒安中医院、北海医院特邀肾病专家、主任医师，研究生导师，北京市政协委员、中国保健协会副理事长，北京国际医药学术研究促进会常务会长。

著有《花养女人幸福一生》《健康的女人最幸福》等畅销书。

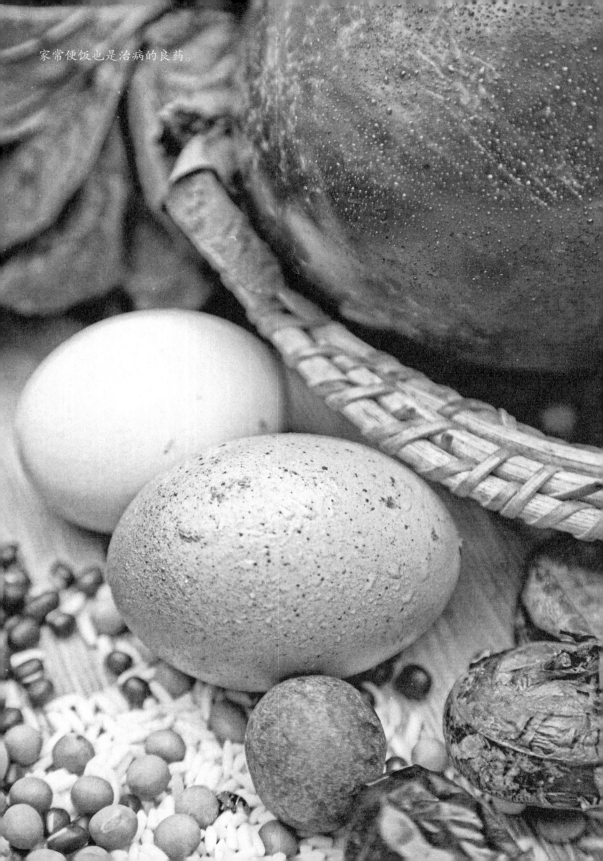

家常便饭也是治病的良药。

第二章

家常便饭也是药

1 何丽告诉您
自己在家制作的天然调和油
最香最安全

我们的生活中基本上顿顿离不开油，它不仅调和人的口味，也满足人体的营养需求。比如，西红柿炒鸡蛋不放油，人体就吸收不了番茄红素；另外，胡萝卜里边的胡萝卜素是脂溶性物质，也必须通过油才能被人体吸收。

但是，现在越来越多的人得"三高"等必须终身靠药物来控制的慢性病，往往也都和平时吃太多油有极大关系。

好多人对油是又爱又恨。现在，市面上有那么多食用油，花生油、芝麻油、大豆油、橄榄油，还有调和油、胡麻油，等等，我们该如何选择呢？

🌿 市场上那么多种油，买哪一种才放心

★看颜色

相同类型的油，比如两桶大豆油来比较，清澈没沉淀物、没浑油，颜色浅的就是好油。

★闻气味、尝味道

花生油一般只有花生的清香味，芝麻油会有很香浓的芝麻味，有酸味则是坏油。

★听声音

好油在加热的时候，不会出现"噼里啪啦"的声音，也不会溅出来。

🌿 普通家庭选油时的常见误区

★只要在保质期内的油就要接着吃

油桶的盖子已经揭开一年了，没过保质期，爸爸妈妈可能为了节俭还会继续吃。这个时候，一定要闻闻这些油是不是已经有酸味了，酸味油会生成很多有毒有害的东西，对身体非常有害。

★喜欢买菜市场的鲜榨油

市场上鲜榨油的制作工艺不完善，榨出来的油顶多算是初榨的食用油，没经过深处理。如果榨油的花生、大豆种子长霉却没挑出来，那榨出的油的黄青霉毒素就超标。我建议您买大型超市里有品牌的油，经过六脱工艺，黄青霉毒基本能控制在一个安全的范围以内，比较健康。

★趁打促销时买很多油

★被桶装油的标签名称误导

特别是橄榄调和油，一定要注意看是"橄榄调和油"还是"初榨橄榄油"，营养价值是不同的。

自己在家制作的天然调和油最香最安全

★准备材料

一个带刻度的烧杯，家常喝汤用的搪瓷勺，大豆油、橄榄油、葵花籽油（3种）。

★制作方法

大豆油、葵花籽油、橄榄油各一勺混合，正好25克，烧杯显示30毫升，是一人一天的需用油量。

★调和油食用原则

1. 调和油要定期换着吃，橄榄油和山茶油属同种类型，二者可以相互替换调配。

2. 我们平时的饮食已经摄入了不少动物油，所以在做调和油时我建议不要再额外摄入动物油。

哪些油要少吃，哪些可以多吃

动物油炒菜确实香，但里边含的饱和脂肪酸多，中老年朋友多吃很容易吃出冠心病。另外，棕榈油、椰子油的饱和脂肪酸含量也很多，也要少吃。

大家可以多吃一些大豆油、玉米油、花生油，能降血压、血脂，防止得老年痴呆，也可以吃些橄榄油、菜籽油，这些食物油都不含胆固醇，能抑制冠心病的发生。

制作不同家常菜时如何用油

★炖菜、煮菜时选择大豆油、玉米油、葵花籽油。

★炒菜用花生油，热锅冷油炒出来的菜营养价值最高。

★凉拌菜可以用橄榄油、茶籽油、芝麻油或亚麻籽油。

★制作沙拉用橄榄油、醋来代替沙拉酱。

何丽

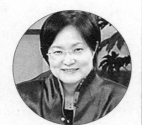

"中国疾病预防控制中心与营养与食品安全所"研究员，有20年食品营养与安全领域专业研究经验。

中央电视台《每周质量报告》《消费主张》《平安365》与北京电视台《快乐生活一点通》《生活2013》等节目嘉宾。

著有《我妈一直很想要的安全买菜经》。

2 于康告诉您
全家人都要坚持每天吃一个鸡蛋

鸡蛋价廉物美、营养丰富，而且吃法多多，那么怎样吃才最有营养、最健康呢？

🌱 这样吃鸡蛋最不健康

★生鸡蛋、半生不熟的溏心蛋里有对人体有害的沙门氏菌，千万不能吃。

★松花蛋的盐分含量特别高，吃的时候千万不要放酱油，如果您的血压高、肾脏功能又不好的话，建议少吃松花蛋为妙。

★在汤里卧鸡蛋会使其大部分矿物质以及维生素流失，还可能会使蛋白质变性，经常这样吃不健康。

★荷包蛋、炒鸡蛋和摊鸡蛋饼的油性大，不适合老年人或心血管不太好的人食用。

★毛鸡蛋很容易霉变，营养也几乎为零，我建议大家不要吃。

🌿 全家人都要坚持每天吃一个鸡蛋

有些人只吃蛋白不吃蛋黄，其实这样没必要。鸡蛋黄给人补的营养，远远超过它可能带来的血胆固醇增高的那种可能性。鸡蛋黄能够孕育生命，它含有很多营养物质，比如卵磷脂、微量元素铁等，一个健康成年人，每天需要的胆固醇量就是一个蛋黄里胆固醇的含量，所以，现在国际上鼓励大家每天吃一个完整的鸡蛋。如果爸爸妈妈的胆固醇比较高，可以隔一天吃一个蛋黄，既补充营养，又不会使胆固醇变高。

有些人认为柴鸡蛋的营养比普通鸡蛋高，这是不对的，柴鸡蛋和普通鸡蛋的营养价值没多大差别，我们平时吃普通鸡蛋就好，另外重量一样的鸭蛋和鸡蛋的营养价值也差不多。

🌿 白水煮蛋不放盐，更健康

水开之后将鸡蛋煮 1 分钟，然后把火关上，闷 3 分钟，这样煮出来的鸡蛋又嫩又熟又健康。

🌿 可以常给老人和孩子吃水蒸蛋

咀嚼吞咽能力弱的人，比如小孩子、老年人，或者是一些刚动过手术的人，尤其适合吃水蒸蛋。有些人蒸蛋羹的时候喜欢加很多盐，那样可不行，我建议您可以适当加醋，放蛤蜊或者鱼。

蛋炒饭为什么营养丰富

鸡蛋是一种蛋白质为主的食物，米饭是一种能量为主的食物，把两个搭在一起吃比单吃鸡蛋要多一层能量保护。当你没有能量的时候，光吃鸡蛋，蛋白质会被破坏掉，当你光吃饭，没有鸡蛋的时候，饭里头的氨基酸、蛋白质含量太低，只有把两者结合在一起，才能形成既有能量，又有蛋白的完美组合。我国有一种美食叫蛋炒饭，就起到了把主食和鸡蛋结合在一起的作用，我建议大家可以这样吃。

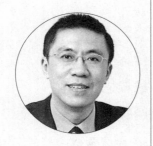

于康

北京协和医院临床营养科，主任医师、教授。
北京电视台《养生堂》《身边》栏目、中央电视台《健康之路》栏目、河北电视台《读书》栏目特约专家，微博粉丝近二十万，被称为"康叔"。
著有《你吃对了吗？》《于康：吃好每天3顿饭》等畅销书。

3 于康告诉您
健康吃肉保阳气

过去，家里过年的时候讲究吃肉，特别是孩子们平时吃得少，往往过年才吃得到肉。现在生活条件好，鸡鸭鱼肉平时我们也都能吃得上，但是因为吃肉导致的肥胖、胆固醇高、高血压等一系列问题也都出来了。我们日常生活中只有合理、定量地吃肉，才能达到真正的健康。

🌿 完全吃素的人，一般都会阳气不足

完全吃素的人，一般都会阳气不足，看上去阴阴柔柔的，总是缺乏活力。另外，蔬菜里缺少维生素 B_{12}，这种维生素只在肉、蛋、奶等动物性食品中才比较多，长期缺乏维生素 B_{12} 的人，很容易发生贫血。

✿ 如何吃牛肉营养才足

★吃牛肉经典搭配

1. 巧克力、土豆

优点：既可以增加能量，又可以增加蛋白质。

缺点：容易增肥。

2. 番茄

优点：能有效防衰老，好吃还不容易增肥。

3. 山楂

优点：能让牛肉很快炖烂，口感也好。

★平时运动锻炼得少，就不要吃那么多牛肉。

★有痛风病的人不能喝牛肉汤，如果最近你的痛风没有急性发作，可以偶尔吃一两牛肉。

★家人如果脾胃不好、有胃肠炎的话，最好不要吃牛肉。

✿ 羊肉易消化，多吃需谨慎

★羊肉比牛肉的纤维要细，吃起来口感也比牛肉好，如果您的肠胃功能比较弱平时吃些羊肉挺不错。另外，羊肉里含有丰富的维生素 A，多吃对眼睛也有好处。

★如果家人有冠心病或血脂高，不能吃羊内脏。

✿ 吃鸡、鸭、鹅肉，一定要去皮

★如果不过敏的话，我们很多人都可以把鸡、鸭、鹅作为一个好的蛋白质来源食用。

★吃鸡、鸭、鹅肉的时候一定要去皮，皮下脂肪太高，整只鸡35%到40%的脂肪藏在皮下，特别爱吃皮的朋友，也要在口感上和营养上寻求一个平衡点，尽量少吃点。

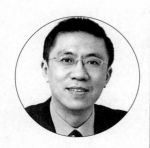

于康

北京协和医院临床营养科，主任医师、教授。

北京电视台《养生堂》《身边》栏目、中央电视台《健康之路》栏目、河北电视台《读书》栏目特约专家，微博粉丝近二十万，被称为"康叔"。

著有《你吃对了吗？》《于康：吃好每天3顿饭》等畅销书。

4 于康告诉您
我们曾经吃错过的蔬菜

🌱 不同颜色的萝卜几乎具有同等的营养价值

★萝卜有红心萝卜、白萝卜、胡萝卜、青萝卜等品种，从营养的角度来说，这些萝卜的差别都不大。唯一需要注意的是，萝卜作为菜肴，要尽量生吃或煮的时间短些，这样它的营养会更完整。

★萝卜能顺气，促进肠道蠕动，如果您的家人平时胃口不好也可以常吃。家里有人手术后不放屁，可以先给他喝点萝卜汤，再吃点萝卜。如果正在拉肚子，就尽量不要吃了。

★萝卜有点辣，这个辣味对血糖高、血脂高或是想减肥的人都有好处。

★在家里做些炝拌萝卜皮给孩子们吃，爽口又可以帮助去油腻。

★炖牛肉或是煲汤的时候，放点萝卜心能去油。

经常用菠菜给孩子补铁，说明你从来没有对孩子的营养负责

★大家一般都认为菠菜补铁，其实这是个误区。菠菜虽然含有铁元素，但是我们人体能吸收的量几乎等于零。如果您要想补铁，不妨吃些动物肝脏、羊肉、牛肉，或是用铁锅炒菜。

★菠菜含维生素 C 较多，特别是刚买的新鲜菠菜。我建议您吃的时候先用热水焯去里边的叶酸，再凉拌一下，不仅味道爽口还营养丰富。

★菠菜里含有的叶酸特别多，所有准备做妈妈，或者正在孕中的女性都特别需要补充叶酸，这时就可以适量地多吃一些菠菜。

★老人如果有骨质疏松这类的症状，不要多吃菠菜。另外，如果您有胃肠道方面的疾病或是肾脏不太好的话，也不适合吃菠菜。

依靠吃南瓜来降糖，反而会让血糖升得更高

南瓜不是降糖食品，而且它的生糖指数比很多绿色蔬菜还高，您可千万不能盲目相信这种没有科学依据的说法，特别是如果爸爸妈妈有糖尿病或血糖指数比较高，吃大量的南瓜对降糖没有好处。另外，需要提醒您的是平时在家少吃干南瓜子，南瓜子里都是油，对保持血糖稳定也不好。

🌿 紫甘蓝具有强氧化物质，其营养价值很高

紫甘蓝是十字花科蔬菜里的一种具有强抗氧化物质的蔬菜，其功效不次于曾备受推崇的西兰花。我建议您在外面吃饭的时候，可以顺便点份大拌菜来吃，菜里都会添加紫甘蓝，有营养而且很爽口。

🌿 吃茄子的时候不要扔掉茄子皮

茄子皮里含有丰富的维生素 P，它能防止体内的维生素 C 被氧化而遭受破坏，增强维生素对人体的效果。我们在家做茄子的时候，最好能保留茄子皮，这样可以为全家人补充大量维生素 P。

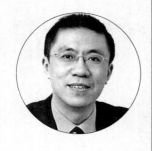

于康

北京协和医院临床营养科，主任医师、教授。
北京电视台《养生堂》《身边》栏目、中央电视台《健康之路》栏目、河北电视台《读书》栏目特约专家，微博粉丝近二十万，被称为"康叔"。
著有《你吃对了吗？》《于康：吃好每天3顿饭》等畅销书。

5 王旭峰告诉您
大米比药好

中国人百吃不腻的是什么呢？是米。我们不光平时一日三餐吃米饭，在一些传统节日还专门用米制作成各种好吃的小吃糕点。那么，面对各种各样的米，我们如何选择、怎样储存、怎么吃才会更健康呢？

买米的智慧

为了家人的健康，买米前请您一定要注意区分新米、陈米和霉米。

★看外表

1. 新米的外表光滑完整，抓起来能闻到米香，咬起来会比较费劲，咬开的颗粒相对来说比较完整。

2. 陈米的颗粒不太完整，您一摸就能感觉到有渣，放嘴里咬一下就碎。

3. 霉米看上去可能和正常的米差不多，但闻起来会有股淡淡的霉味。

★用紫外灯或验钞机检验

霉米在遇到紫外光时，会显示出淡蓝色或淡绿色的荧光。

★市面上有很多假冒伪劣的五常米，您可以先在超市选择小包装的，回家试吃一下。真正的五常米做出的米饭，能闻到淡淡的天然香味；而假冒的五常米，淘洗完香味就会变淡，做出来的米饭也不香。

★泰国香米购买的时候一定要在上面看到产地标志，才能证明这是真正的泰国香米。

🍃 米饭、糕点、米线，不同的米吃法不一样

★糯米经常被做成糕点，口感软糯，味道很好。但冷糯米不好消化，吃完后会使人血糖上升快。家里有老人小孩或是脾胃虚弱的人，我不建议吃太多。

★米线比粉丝有营养，但是比较难消化，平时还是少吃为妙。

★煲仔饭好吃，但锅巴容易致癌，从安全上讲，吃白米饭比煲仔饭会更健康。

★爸爸妈妈血糖高，一定要少喝白米粥，因为煲粥的时间越久，米越容易烂，虽好消化但容易升血糖。

🌿 储存米的小窍门

★储存米要注意三点：密封、避光、防潮

您可以用米箱子直接储存，也可以把大的矿泉水瓶晾干，放米封盖储存。将装米的容器放到阴凉干燥的柜子里，保持这种半真空状态，就能让米储存很久也不变质。

王旭峰

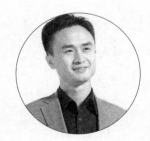

中国营养联盟副秘书长、北京营养师俱乐部理事长、国家高级营养师培训师。

中央电视台《生活早参考》《天天饮食》、北京电视台《生活面对面》《生活2012》《生活一点通》《超级出租车》、东方卫视《东方直播室》、上海电视台《36度7明星听诊会》、云南卫视《养生汇》等栏目营养嘉宾，并在多家营养师培训机构任顾问并讲授营养师课程。

6

王旭峰告诉您

会吃面的人不发胖，不得三高

我国做面条和吃面条的历史悠久，面条不仅好吃，而且种类也特别多，有臊子面、炸酱面、兰州拉面、手擀面、刀削面，等等。特别是西北地区，当地人更是面不离口，吃完面再喝上一碗汤帮助消化，讲究"原汤化原食"。

不过，目前很多人都对"面条"有误解，总认为它是一种主食，吃多了容易胖，吃的时候再加上咸卤还容易出现体内摄入的盐过多，导致血压变高。那么，面对这么好吃的东西，我们应该如何吃，才能确保更营养更健康呢。

🍃 想减肥就不能喝臊子面、炸酱面的汤头

臊子面、炸酱面的汤可不属于面汤，它类似于平时我们吃的

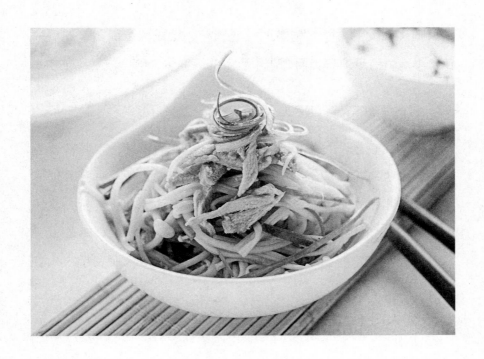

面条里的咸卤、蘸料或者浇头，起到的是调味作用，多以油、肉制作，脂肪、盐的含量特别高，您如果想减肥或控制血压，臊子面、炸酱面可不能多吃。

高筋面粉常吃可补充蛋白质

★优质的兰州拉面用的是高筋面粉，它的蛋白质含量高而且有嚼劲，常吃可以补充蛋白质。

★兰州拉面讲究一清、二白、三红、四绿、五黄。其中，五黄指的就是面的颜色微微发黄，因为它的面粉中有一点麸皮，而且含有 β 胡萝卜素和核黄素，非常有营养。

★区分高筋面粉的小窍门：比较两袋不同面粉哪个更高筋，可以采用洗面团的方法，先各取一些面粉，揉成两个面团，然后放在水里洗。看最后哪个面团当中剩下的面筋多，哪个就是高筋粉。

多吃粗粮面，营养价值高

糜子面也好，兰州拉面也好，都是小麦面粉做的，其实还有很多种面也有很高的营养价值，比如糜子面。它是一种营养价值比较高的粗粮，富含膳食纤维，B族维生素和矿物质含量。我建议您可以在生活中适当地多吃一些糜子面加工的制品，另外也可以适当地多吃一些玉米面制品，比如窝窝头、玉米面发糕，或者玉米面揪片等。

王旭峰

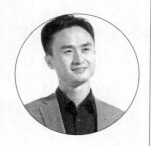

中国营养联盟副秘书长、北京营养师俱乐部理事长、国家高级营养师培训师。
中央电视台《生活早参考》《天天饮食》、北京电视台《生活面对面》《生活2012》《生活一点通》《超级出租车》、东方卫视《东方直播室》、上海电视台《36度7明星听诊会》、云南卫视《养生汇》等栏目营养嘉宾，并在多家营养师培训机构任顾问并讲授营养师课程。

7

左小霞告诉您

大口慢喝，才是饮啤酒之道

啤酒，是世界上继水和茶之后的第三大消费饮料，它的口感好，度数又不高，基本上人人都爱喝，每到夏季或是体育赛事多的时候，啤酒更是倍受欢迎。现在，我们市面上的啤酒多是用麦芽发酵制作的，它含有很多 B 族维生素，还包含矿物质、氨基酸、蛋白质等元素。其实说起来它的营养很丰富而且人体也很容易吸收，但我们总会发现长期喝啤酒并不是那么健康，不仅容易长啤酒肚，而且搭配不好还容易引发其他一些疾病。

那么，在生活中我们究竟应该如何如何选啤酒、用啤酒、喝啤酒，才能充分利用啤酒呢？

啤酒令人发胖的真正原因是热量高

★啤酒产生的热量高

1克酒精会产生7千卡的热量。经过研究，1升啤酒和1斤土豆、200克面包、45克食用油，热量是相等的，也就是说您如果喝了一升啤酒，就相当于吃掉了同等热量的这些东西。啤酒喝得越多肯定热量就会摄取得越多，我们平时在喝啤酒的时候，肯定又会顺便吃烧烤或其他东西，吃完喝完之后热量体内消耗不完肯定会长肉。

★酒精会使我们的内分泌系统紊乱，使得人体消耗脂肪的能力减弱，脂肪堆积在内脏会出现啤酒肚。

大口慢喝，才是饮啤酒之道

★啤酒大口喝才够爽

喝啤酒不能像喝白酒、红酒，或者洋酒一样慢酌细品，至少要一次喝15毫升以上才能感觉到它特有的清爽口感，也最能达到消暑解渴的效果。

★啤酒喝得慢，是对自己负责

喝酒太快的话，人体的代谢跟不上，会容易出现头晕、头痛、恶心、呕吐等醉酒的感觉，这样对身体是得不偿失的。

如何选择适宜的啤酒

★老人、小孩和女性最适合选酒精度低、口感好的果啤。

★如果有啤酒肚，我不建议您喝纯生啤酒和生啤，那样更容易令人发胖。

★刚刚运动完不能喝啤酒，它容易引起人的毛孔收缩，想喝的话可以选择专门的运动啤酒。

★对酒精过敏，或是出去应酬的人，建议喝些无醇啤酒，它的酒精度在 0.5 以下，不容易醉，热量也低。

★干啤口味纯正，啤酒里边含的糖分比较少，热量比较低，苦的余味比较少，怕胖的人可以尝试。

喝啤酒时要吃些什么才更营养

★与啤酒搭配比较好的，一是坚果类；一是大豆类，比如毛豆、豆腐干都不错。

★平时喝啤酒也可以搭配吃洋葱、韭菜等蔬菜，营养丰富，还不会产生嘌呤高这类问题。

★常见的啤酒搭配误区

1. 啤酒＋海鲜：易患痛风，尿酸不正常或者稍微偏高，以及内分泌代谢不正常，血糖、血脂高的人要尽量少吃这样的搭配。

2. 啤酒＋烧烤：易患消化道肿瘤。

3. 啤酒＋凉性蔬菜、螃蟹：黄瓜、苦瓜、野菜以及螃蟹搭着吃容易腹泻。

4. 啤酒＋豆浆：不适合尿酸高的人。

喝啤酒要控制好三道防线

第一，喝啤酒前半小时吃一些主食，如饼干、面包，再喝一杯酸奶，有保护肝、胃的作用。

第二，喝啤酒时喝一些热汤，吃一些豆腐干、生菜等豆制品或绿叶菜，帮助体内酒精的挥发分解，保护肝脏。

第三，喝啤酒后，喝一些蔬菜汁或水果汁，如番茄汁、萝卜汁，促进体内酒精的排出。

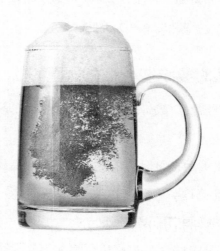

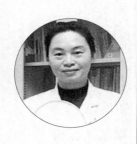

左小霞

中国人民解放军309医院营养科主任。
北京生活频道《生活大调查》《健康生活》、北京文艺频道《百姓秀场》等节目嘉宾。
目前有《营养饮食巧搭配》《自己是最好的家庭营养师》《冠心病患者饮食导航》《肾病患者科学饮食方案》等作品。

8 于莺告诉您
协和医院"急诊科女超人"教你预防食物中毒

民以食为天。"吃"永远是我们生活的主题,平时吃错点东西出现恶心、胃难受、上吐下泻也是很常见的症状,实际上这就是食物中毒的表现。早期的话,食物中毒表现的大部分都是一些胃肠道的症状,如果严重了就会看不清东西、全身湿冷、出汗,脸色看起来非常不好,整个人感觉就像晕车一样,甚至会出现肝肾功能衰竭、休克。

那么,我们在一日三餐中要注意一些什么呢?

🌿 剩饭一定要热透了

剩饭热不透,吃下去容易胃难受,要么吐要么拉,打嗝时有臭鸡蛋味。

★措施

剩饭一定要回锅热炒，起到杀菌的效果。热汤一定要煮开，如果是带油汤的菜更要里外全热透。

🌿 头天剩下的菜绝不能再要

吃剩菜剩饭的人刚开始可能没有什么症状，但时间长了以后，容易导致亚硝酸盐慢性中毒，甚至致癌。

★措施

饭菜尽量一顿吃完，不要留，特别是绿叶蔬菜，这个小知识一定要给爸爸妈妈普及到。

🌿 豆角先焯后炒，炖烂才能吃

豆角如果没做熟，吃后会头晕、恶心、上吐下泻，严重的甚至会出现幻觉。

★措施

做豆角一定要先焯一下，确保炒熟、炖烂才能吃，一旦发生了上述症状，马上多喝水、甘露醇或者用大黄泡的茶，加速排泄，不让毒素积聚在体内。另外，提醒大家的是番泻叶和巴豆最好别喝，这个会让你拉得太厉害。同时，长期便秘的患者也不建议常用番泻叶和巴豆，会造成结肠黑变病。

吃了毒蘑菇要立刻到医院治疗

如果不慎吃到毒蘑菇，就会浑身没劲，出虚汗，喘不上来气，看东西模糊，甚至会导致肝肾功能的衰竭。有的毒蘑菇毒性特别大，吃完 24 小时内身体就会出现神经麻痹，呼吸衰竭，如果来不及抢救更会有生命危险。所以，平时生活中为防止误食，我们一定要去正规的市场购买正品。

★措施

立即去医院就诊。

吃野菜要特别注意识别和清洁

野菜中毒后会出现恶心、呕吐，还有一些胃肠道的副作用。

★措施

吃野菜时候要自己辨识清楚，比如荠菜就和很多野菜长得很像。另外，现在不少土地都洒了农药，所以，要入口的野菜最好是拿盐水泡一泡，用开水焯一下再吃。

孩子误喝清洁剂、洗涤灵、去污剂，一小时内马上用牛奶催吐

孩子如果不留神喝了清洁剂、洗涤灵等东西，会导致口、咽喉、食道和胃部的黏膜损伤，出现恶心、呕吐、烧心、泛酸等症状。

★措施

在 1 个小时以内，马上用大量的全脂牛奶催吐，边喝边吐，直到吐出的液体全是纯牛奶为止。如果时间超过 1 小时，必须马

上到医院做洗胃治疗。

应酬时酒精中毒，马上用盐水催吐

很多人喝完酒后胃肠不舒服，头痛，特别是喝多了恶心，想吐。

★措施

主动喝一些淡盐水，用勺把或手指头压舌根催吐，一般情况下把吃下去的东西吐出来人就没事儿了。

神志不清的时候千万别催吐

如果人已经神志不清，就不要再催吐了，否则容易引起窒息。另外，还要注意他的体位，要侧躺或者让脑袋偏到一边去。万一吐，也不会呛到肺里，然后赶紧打电话叫急救车送至医院。

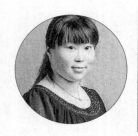

于莺

曾任北京协和医院急诊科主治医师，毕业于中国协和医科大学。因其快言快语、诙谐幽默，被冠以"急诊科女超人"的称号，其新浪微博粉丝已逾百万。

9 王凤岐告诉您
夏天不忌口，也能保健康

🌱 每天多喝几杯咸茶水，没有苦夏烦恼

我在诊断的时候，经常对因苦夏没胃口的人强调说多喝茶水，里边再放点盐、糖，它的效果就像是我们的一种叫林格氏液的药，能补充人体的体液。

🌱 海鲜配生姜，和胃又解毒

姜有发散的作用，但主要是和胃的，而且解毒效果很好。您在夏天如果经常吃海鲜，我建议您在吃的时候一定要配些姜，它可以解海鲜的毒，也能帮助调理肠胃。

🌿 肉吃多了感觉腻，生嚼一瓣大蒜就能解

蒜有很好的降血脂，去油腻作用。比如吃炖羊肉，本来被腻住了，但吃了一瓣大蒜后，再吃一块肉也不会觉得那么腻。要注意的是，如果家人有眼部疾病就不能吃大蒜。

🌿 夏天食欲差，做菜时放点辣椒就能开胃

辣椒有很好的开胃效果，如果您感觉在夏天食欲不好，凉拌菜或是炒菜的时候加一点辣椒就行。不过，需要提醒的是，辣椒容易上火，使人皮肤长痘痘、便秘、痔疮，所以有痔疮的人不能吃辣椒。

🌿 夏季应该常吃的几道可口小菜

★西瓜翠衣

西瓜皮中间那层青色的部分叫西瓜翠衣，无论是切成条凉拌着吃，还是切成大块像冬瓜一样熬着吃都很解暑。我建议您平时就可以在做西瓜果盘的时候，把切下来的西瓜皮保存好，给家人做些小菜吃。

★苦瓜、苦苣

苦瓜和苦苣都是苦的，能去火泻火，凉拌着吃味道不错。但这两种食材最好不要一起吃，味道不好。

★黄瓜

黄瓜可以常吃，吃的时候配上香菜，不但去火，味道也好。另外，告诉您一个买更清火的黄瓜的小技巧，"黄瓜尾巴"——就是我们

常说的"把儿"那个地方，味道苦一点的更下火。

★鸭丝

鸭肉是凉性的，也不肥腻，是适合夏季吃的肉类。

夏天一定要少喝冰啤酒

★冰镇啤酒夏天喝口感很爽，但是对消化不好，容易越喝越渴，越渴越想喝，越喝肚子越胀……我建议您最好少喝冰镇啤酒，特别是脾胃比较弱的人尽量不要喝。

★平时吃涮羊肉的时候喝冰啤，羊肉的油脂难消化，这么吃容易发生脂肪肝。

★很多人夏天吃烤串的时候喜欢喝点冰啤酒，这样做对脾胃伤害太大。

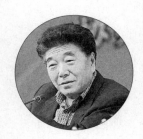

王凤岐

著名中医内科专家，主任医师、教授，国医泰斗秦伯未嫡传弟子。

原国家中医药管理局办公室主任，卫生部中医司教育处处长，世界针灸联合会司库、世界骨伤联合会总监。从事中医药事业及临床50多年，曾负责组织全国著名中医专家为国家领导人进行医疗保健。

著有《炎症的中医辩证》《秦伯未医学名著全书》等多部具有较高学术价值的中医专著。现为中医之家总干事，北京太申祥和太医馆馆长，北京中医药大学附属东方医院知名专家。

10

吴大真告诉您
金银花一年四季都能用

🌿 试试我推荐给您的金银花家庭食疗方

★干燥的春季，家里可以常吃金银花荠菜馅饺子，金银花和荠菜的比例为 1:2 或 1:3，配上适量肉，用家常调饺子馅的方法就行，不但清热解毒，口味也不错。

★夏天容易心火旺，家里要常备莲心和金银花水。

★秋天，爸爸妈妈容易咳嗽并发支气管炎，我建议您可以在炖银耳雪梨汤的时候加些金银花进去。

★北方的冬天特别干燥，在暖气足的屋子里吃火锅、炖肉很容易上火，您可以用金银花和梅花泡水来为家人下火，还能有效缓解积食。

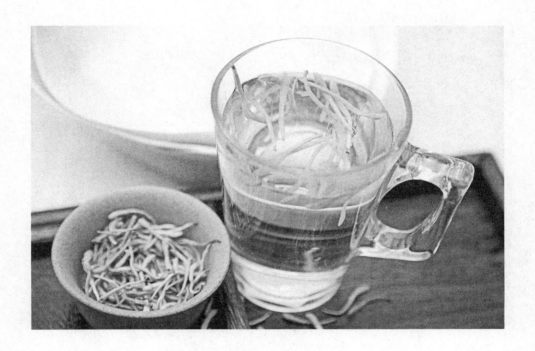

🌿 寒凉体质不适合用金银花

如果您经常拉肚子，常常感觉手脚冰冷，那么您这种寒凉的
体质不适合用金银花。

吴大真

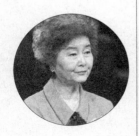

现任北京同济医院院长。北京恒安中医院、北海
医院特邀肾病专家、主任医师，研究生导师，北
京市政协委员、中国保健协会副理事长，北京国
际医药学术研究促进会常务会长。
著有《花养女人幸福一生》《健康的女人最幸
福》等畅销书。

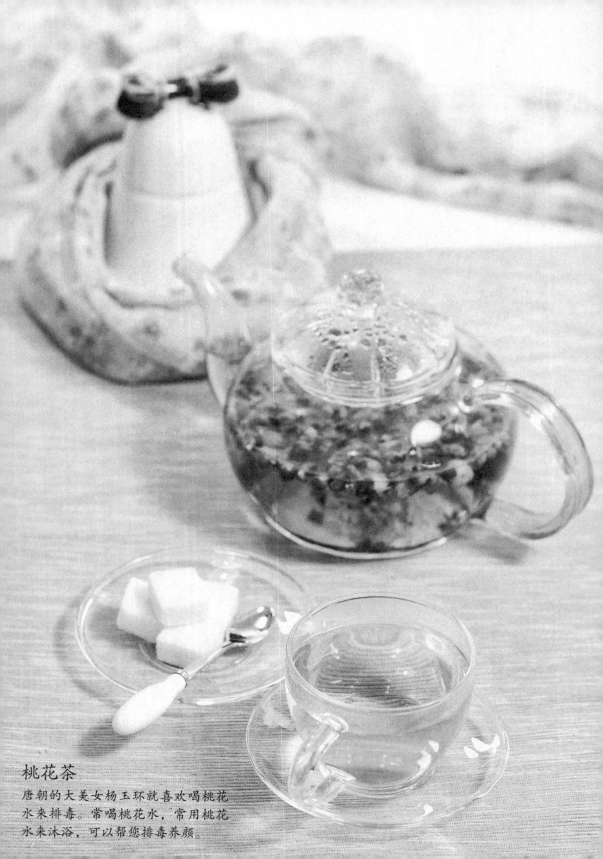

桃花茶

唐朝的大美女杨玉环就喜欢喝桃花
水来排毒。常喝桃花水，常用桃花
水来沐浴，可以帮您排毒养颜。

第三章

用花来侍候女人

1 吴大真告诉您
善用玫瑰花的女人不显老

玫瑰花，从中医的角度来说，最重要的功效就是活血化瘀。

"活血化瘀"是对身体内部的一个调整过程，通过让血液流通得更顺畅，帮助您身体内的水分不散失，让您在天气干燥的情况下也不会有起皮、长皱纹的情况；或是通过调整您体内的色素，让皮肤变得更加白嫩，呈现一种白里透红的状态。

慈禧太后很早就意识到了玫瑰花的美容养颜价值，她不仅吃玫瑰，还用玫瑰酱来敷脸美容，直到晚年，她的皮肤都保养得特别好。

🌿 自制天然玫瑰花面膜，保湿、祛皱一步到位

★制法和用法

取新鲜的玫瑰花瓣捣碎成玫瑰花酱，然后敷在脸上做成玫瑰花面膜，敷 15 分钟后取下。

★功效

能够活血化瘀，有效缓解面部皮肤干燥，防止出现皱纹。如果您的脸色总是蜡黄蜡黄的，也可以用它来调理脸上的色素，改善面部皮肤发黄、发黑的状况。

🌿 自制玫瑰花水，让皮肤更光滑、更细嫩

★配料和制法

100 克玫瑰，加 1000 克水，先用大火烧开，然后改为小火熬煮，熬 20 分钟即可。

★用法

1. 熏脸：在小火熬的过程中，调整好适宜的距离，用玫瑰水蒸气慢慢地熏脸，不断拍打面部皮肤。

2. 拍脸：玫瑰水煮好后放凉，清水洗脸后，用玫瑰水拍打面部 15 ~ 20 分钟，洗净即可。

★功效

可以对面部起到很好的保养作用，使您的皮肤更加光滑细嫩，白皙靓丽。特别是在春天，如果您是干性皮肤，用熬煮好的玫瑰花水来泡澡或者洗脸，可以预防皮肤皲裂、起皱。

没时间护肤，就常喝玫瑰花茶

如果您平时工作忙，常熬夜加班，没时间护肤，那么我建议您常喝玫瑰花茶。早晨起来后，取 10 克玫瑰花在锅里熬一下，然后放在保温杯里，往里头兑开水喝，带在身边喝上一整天。如果实在没时间，也可以直接把玫瑰花放到开水里，兑水喝上一天，都有效果。

自制玫瑰露，全家老少都能用

★配料和制法

取 50 克玫瑰花，分成 3 小份。先将 1 小份放到水里熬，大火烧开再改成小火熬。熬到花瓣颜色变淡后捞出来，再放入 1 小份熬，照这样的方法把剩下的玫瑰花熬完。

★用法

这种方法制作的玫瑰露，浓度更高一些，作用更大一些。全家都可以用它来做润肤面膜，或是取 10 克调制成玫瑰水喝。

月经前乳胀，洗个玫瑰澡就好

不少女性朋友在月经的前几天，乳头都会特别敏感，甚至有的人几乎不能穿、脱衣服，不能上班。还有一些人被经前综合征困扰，在月经的前几天脾气特别暴躁，动不动就爱发火。这个时候，我建议您提前喝些玫瑰露，或者泡玫瑰澡，可以起到一定的缓解作用。

🌿 闻香性更浓

女人过了 30 岁，特别是生完孩子以后，性冷淡、性厌恶的大有人在。要缓解这种状况，有一个很好的媒介，那就是玫瑰花，它可以刺激两性激素分泌，然后促成更强烈的性吸引。所以，我建议男同胞平时买些玫瑰花回家，可以为家庭生活增添情趣。

🌿 经期，怎么离得开玫瑰花和三七花

玫瑰花和三七花都有活血的作用，但是他们的药性不同，在对女性月经期间的身体调节作用上有很大的区别。

★玫瑰花可以活血化瘀，有温补的功效。比如，在女性经期血流量不多时就可以常喝玫瑰花水，它能增加血流量，减少瘀积。

★三七花有活血和止血双向调节的功效，如果经期的血流量多，可以喝三七花水调节。

吴大真

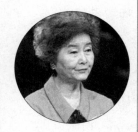

现任北京同济医院院长。北京恒安中医院、北海医院特邀肾病专家、主任医师，研究生导师，北京市政协委员、中国保健协会副理事长，北京国际医药学术研究促进会常务会长。
著有《花养女人幸福一生》《健康的女人最幸福》等畅销书。

2 吴大真告诉您
经前烦躁，用百合花和玫瑰花熬水喝效果好

百合花清香淡雅，既可以观赏，又可以入药，不仅花有用，根茎也非常有用。

目前，我们食用的百合主要有两种：一种是苦百合，可以在药店或者药房买到；一种是甜百合，可以在超市里买到。它们都有清心润肺的功效，如果家人出现了咳嗽痰多、慢性咽喉炎的症状就可以用百合来调理。

当然，百合除了对缓解我们肺部的病症很有效外，对女性朋友美容养颜、活络经血也有很好的效果，同时它们还有安神清火、治疗失眠的作用。我国古代流传下来的许多美白方，比如五白方、八白汤等，都离不开百合花。

女人在月经前特别容易心烦意乱、乳房胀痛、肚子胀，爱发脾气，睡眠也不好，这个时候建议您用百合花和玫瑰花熬水喝来缓解。

🌿 玫瑰百合花水

★配方和制法

10克玫瑰花和30克百合花直接冲水。

★功效

疏肝理气，养心安神。

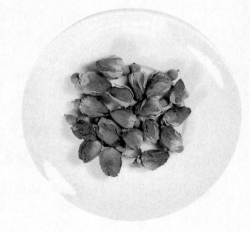

吴大真

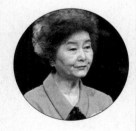

现任北京同济医院院长。北京恒安中医院、北海医院特邀肾病专家、主任医师，研究生导师，北京市政协委员、中国保健协会副理事长，北京国际医药学术研究促进会常务会长。

著有《花养女人幸福一生》《健康的女人最幸福》等畅销书。

3

吴大真告诉您

经前脾气大，喝三七菊花茶

有的女性朋友月经前脾气很大，看谁都有火，建议您可以用
10克玫瑰花加上10克三七花熬水。如果是这个时候还感觉眼睛难
受，用三七花配菊花按1:1比例泡水喝，非常有效。

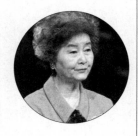

吴大真

现任北京同济医院院长。北京恒安中医院、北海
医院特邀肾病专家、主任医师，研究生导师，北
京市政协委员、中国保健协会副理事长，北京国
际医药学术研究促进会常务会长。
著有《花养女人幸福一生》《健康的女人最幸
福》等畅销书。

4 吴大真告诉您
我愿意一直用到老的美白秘方：
百合花水

🌿 百合花水

★配料和制法

两三枝鲜百合花（约十来朵）或使用香水百合，用花瓣熬水。先用大火煮开，再转小火慢熬 20 分钟。

★用法

1. 熏脸和拍脸：在小火熬的过程中，调整到适宜的距离，一边熏脸一边拍脸。

2. 洗脸：小火熬 20 分钟后，闭火，水温适宜时用来洗脸，边洗边按摩。洗完脸后，再把百合水拍在脸上、脖子上、手上，可以促进气血流通。

5 吴大真告诉您
长痤疮，试试金银百合花茶

金银花同百合花泡茶，一方面可清热解毒，一方面可清心安神。比如，20 岁左右的小伙子满脸痤疮，这几天又因为各种原因失眠，就可以用这两种花按 1:2 或者 1:3 的比例来泡水当茶饮。我建议内服外敷双管齐下，几天就能看到效果。

吴大真

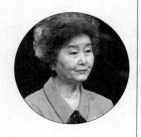

现任北京同济医院院长。北京恒安中医院、北海医院特邀肾病专家、主任医师，研究生导师，北京市政协委员、中国保健协会副理事长，北京国际医药学术研究促进会常务会长。

著有《花养女人幸福一生》《健康的女人最幸福》等畅销书。

6 左小霞告诉您
啤酒做面膜，去油紧皮肤

🌿 简单啤酒面膜

★制作方法

将压缩面膜泡到啤酒里，3 分钟后取出即可。

★使用方法

直接敷到脸上，如果面膜干了后可以反复浸，敷大概 15 分钟取下即可。

★功效

可以收缩毛孔，帮助脸部活血。

🥬 燕麦黑啤面膜

★制作和使用

把燕麦片打成粉末状，用黑啤搅成泥状直接敷到脸上，15 分钟后取下即可。根据肌肤的情况，还能加蜂蜜、鸡蛋清等。

★功效

适合任何肤质，尤其是对油性皮肤更有收敛和干爽的作用，对毛孔粗以及有青春痘的人非常适合。

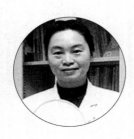

左小霞

中国人民解放军309医院营养科主任。
北京生活频道《生活大调查》《健康生活》、
北京文艺频道《百姓秀场》等节目嘉宾。
目前有《营养饮食巧搭配》《自己是最好的家庭营养师》《冠心病患者饮食导航》《肾病患者科学饮食方案》等作品。

7

吴大真告诉您
虚胖、水肿，三七花煮水喝效果好

有的女孩子月经不正常，经常出现经量少或时间推迟的情况，这时整个人就会水肿、虚胖；有的男性朋友平时痰多，晚上睡觉打呼噜特别严重。这两种情况在我们中医上讲都属于"瘀"，用三七就可以解决掉。

平时您的家人遇到这种状况，可以试试用三七花或者三七粉煮水喝，效果不错。三七花的剂量没有多大限制，按照个人的体重来调整就行，比如 150 斤可以用 20 克，180 斤可以用 30 克等。

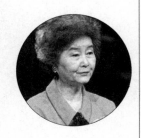

吴大真

现任北京同济医院院长。北京恒安中医院、北海医院特邀肾病专家、主任医师，研究生导师，北京市政协委员、中国保健协会副理事长，北京国际医药学术研究促进会常务会长。

著有《花养女人幸福一生》《健康的女人最幸福》等畅销书。

8 吴大真告诉您
美容瘦身正当时，人面桃花相映红

古时候有一句诗形容女子："人面桃花相映红"，说的是女子的脸色就像桃花一样光彩照人。实际上，桃花不仅美，而且对女人的容貌和身体也有很好的调养功效，比如祛斑、美白、祛皱、保湿，等等。唐朝的大美女杨玉环就喜欢喝桃花水来排毒，而《红楼梦》里也有用桃花和其他的花配伍制作香粉的描述。

🍃 有自制的桃花汁拍脸，还怕皱纹吗

★制作方法

将新鲜的桃花瓣放入捣药罐中捣碎，倒出桃花汁，留下桃花泥。

★使用方法

1. 用手蘸桃花汁轻拍脸部，特别是长法令纹的地方、眼角容

易长皱纹的地方多拍几下。另外，脖子和手也可以多拍几下。拍完 15 分钟后，用清水冲洗干净。

2. 把剩下桃花泥放到纱布里拧干，取出桃花泥敷在脸上做成面膜，15 分钟后取下。像这样两三天做一次，坚持一个月，就有很好的美容效果。

🌿 桃花+杏花泡水排毒，全家人都能用

★配料

取 1 克干桃花，几片杏花。

★使用方法

1. 泡水或煮水代茶饮，全家人都能喝，长期饮用还可以通便、控制体重。

2. 女性朋友将鲜桃花、杏花按 1:1 比例捣碎做面膜，可以提亮肤色，有美白功效。

🌿 自制桃花酒，内服外用，祛斑通便

★配料

桃花（最好是鲜桃花，或干桃花、鲜桃花各一半）、高度白酒

★制作方法

取花和酒的比例为 1:2，泡好密封 1 个月可用。

★使用方法

1. 家人一起吃晚饭的时候，喝一小盅桃花酒，我建议喝 10 毫升，可以活血化瘀，还能通便。

2. 把酿好的桃花酒采用 1:1 的比例兑水，用它来拍脸、洗脸。特别是脸上有斑的女性朋友，在有斑的部位多用一些，每半个月一次，相当于是"定点清除"，祛斑的效果很好。

瘦腰秘诀：常洗桃花浴

★方法 1

取鲜桃花熬水，将熬好的桃花水放入澡盆中直接泡澡。

★方法 2

将桃花用纱布包好，放入热水锅中煮桃花水。煮完后，将桃花水和纱布包一起放在浴盆里。

月经量少，常喝桃红四物汤

★配料

桃仁、红花，当归、芍药、地黄、川芎。

★做法

以上材料煮水代茶饮。

★功效

活血化瘀，特别是对女性朋友经期的月经量少、脸上长斑都有很好的调理效果。

桃仁、桃叶、果实都是宝

除了桃花具有药用价值之外，桃仁、桃叶、果实也具有药性，可以说桃树全身都是宝。

★女性朋友常吃水蜜桃气色好，不容易患缺铁性贫血。

★家里老年人每天吃适量的桃仁可以帮助通便。

★如果家人经常感觉皮肤痒，您可以用一些桃叶研成汁擦皮肤来止痒，特别是针对头皮瘙痒最有效。

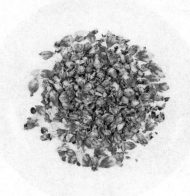

吴大真

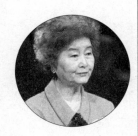

现任北京同济医院院长。北京恒安中医院、北海医院特邀肾病专家、主任医师，研究生导师，北京市政协委员、中国保健协会副理事长，北京国际医药学术研究促进会常务会长。

著有《花养女人幸福一生》《健康的女人最幸福》等畅销书。

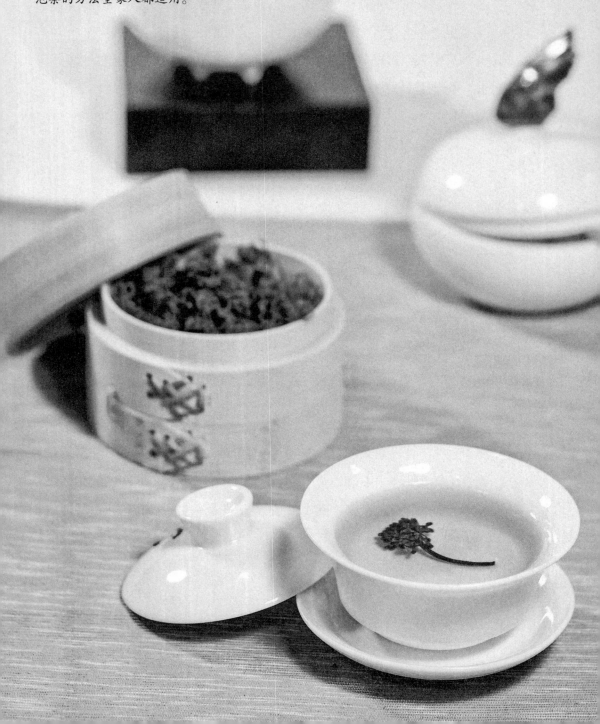

三七花茶

取 10 克三七花熬水代茶饮，能平肝降火气，晚上不失眠。像这样单独用三七花泡茶的方法全家人都适用。

第四章

不要把小病拖成大病，
一家老幼的身体如何将息

1

佟彤告诉您

您是"真上火"还是"假上火"

家人出现牙齿肿、牙龈肿、口干舌燥、嗓子红肿、眼睛红、吐酸水，或者脸上生疮等症状，一般我们都认为这是"上火了"，随便买点去火药，吃几天就能好。事实上，上火是个很复杂的病症，大多数人对它的认识并不清晰。

❧ 正确区分"真上火"还是"假上火"

★假上火

上火是种急性病，如果您家人的"上火"症状持续了一年以上，那就要注意他身上是否有其他的病症，这也许不只是上火造成的。

★真上火

当我们确定自己是真上火之后，就要选择正确的去火药。

🌿 如何辨明身体中的"火"来自哪里

★经常感觉急火攻心、烦躁，就是很典型的心火

过去人常说的急火攻心，总是心烦得睡不着或梦多，舌尖发红，这就是典型的心火。另外，心火旺的女性朋友往往小便颜色发红或发黄，甚至有急性泌尿系感染等症状出现。

★压力大、心情郁闷、嘴巴苦，这是典型的肝火旺

如果家人长时间心情郁闷，就要注意他是不是肝火旺，这个时候我建议您给他泡点苦丁茶喝。苦丁茶特别苦，一天泡一根就足够了，这是苦寒的东西，过多地饮用会伤元气，口苦好了以后就不用再喝。

★如果家人有口臭，刷牙漱口却还是去不了味道，容易胃反酸、大便干，那他一定是有胃火。

★如果家人的皮肤干燥、喉咙痛、总咳嗽，感冒时嗓子红肿，一般都是有肺火。

另外，感冒上火时出现嗓子发红的肺火症状，千万不要喝生姜水，这会引起咽喉肿痛，加重病情。

★如果家人总是感觉手心、脚心热，胸口烦躁，睡觉时爱出虚汗，就要警惕他是否有肾火。

特别是身材偏瘦的人，更容易肾虚、生虚火、长口疮。出现肾火症状时，可以吃六味地黄丸来调节；若是肾火和肝火并发，可以加点逍遥丸或龙胆泻肝丸，需要注意的是，去肝火的药不适宜长期吃。

🌿 对症去火，用药房买得到的中成药效果就很好

药物名称	主治病症	症状表现	备注
牛黄上清	肺火 胃火	感冒了嗓子疼。胃里有热，口臭、大便干。	吃水煮鱼、麻辣香锅之前，可以先吃牛黄上清预防。
清胃黄连丸	胃火	口臭、便秘、牙龈肿，甚至有时吃完辣的就长包。	一定要确认脸上的痤疮与辛辣饮食有关，清胃黄连丸才对症。
龙胆泻肝丸	肝火	脾气暴躁，爱生气。	治疗带状疱疹很对症；平常感觉肝火很大的话，也可以吃一点。
逍遥丸	肝郁	不开心，窝火，郁闷。	这个药不是女性专用药，当男性出现肝郁的情况时，同样很管用。

🌿 吃苦味菜，清胃火、肺火很有效

苦瓜、芹菜、芥蓝、油麦菜、黄瓜等蔬菜本身就有去火的功效，平时我们可以多吃一些。

🌿 莲子心泡水喝，可以有效去心火

如果您感觉心火比较旺，建议您用莲子心泡水喝，莲子心是清心火的良药，非常管用。另外还可以搭配黄菊花泡水，平时在家当茶喝就行，去火效果也非常好。

佟彤

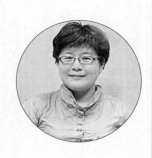

中医养生专家，毕业于北京中医药大学中医系。
江苏卫视《名医》、山东卫视《养生》、MSN中文网《名医讲堂》、凤凰网《健康三人行》嘉宾主持；北京卫视《养生堂》、湖南卫视《百科全说》、江苏卫视《万家灯火》、河北卫视《健康56点》等多档健康养生节目的主讲专家。
曾出版《脾虚的女人老得快》《不疲劳的生活》《不上火的生活》《脸要穷养，身要娇养》《药房里买得到的传世名方》等健康科普书。

2 李智告诉您
工作狂谨防亚健康

通常我们说的白领，指的是长期"伏案工作"的这么一个群体，其实就是俗称"坐办公室"的。他们有一些共同的不健康的生活方式：

首先，他们的饮食非常不规律、不健康，基本上就是盒饭外加快餐；

其次，他们基本上人手一台电脑，有的甚至是两台，而且工作起来长期不挪地儿，甚至除了吃饭之外，一整天长久地保持一个姿势。

长此以往，人就会出现营养不良、颈椎病、胃病、痔疮等问题。面对这种情况，我们该怎么办呢？

🌿 如何不得颈椎病

★伸展手臂

工作 1 小时后，可以活动一下手臂。将手臂向外伸，坚持大概 20 秒再收回，会发现肩膀变得很轻松。

★扩胸运动

感觉颈椎难受可以做一下扩胸运动，做的时候需要将背部夹紧。平时多做扩胸运动可以加强我们背部的肌群，减小颈椎压力。打哈欠、伸懒腰能促进血液回流，振奋精神。

★按摩后溪穴

取穴方法：手握拳，小手指一侧的手掌边缘会有一个突出的小尖，这个尖就是后溪穴，它正好是我们常说的手掌事业线的端点。

按摩方法：两手微微握拳后，放到桌子棱或者桌角处按揉；也可两手穴位对着捶击。

按摩功效：后溪穴是人体小肠经上的穴位。小肠经巡行于人体的背部和颈部，按摩后溪穴可以很好地缓解颈椎问题。

★放风筝

放风筝的时候，我们基本上都会仰头关注风筝，在放风筝的二三十分钟里，既呼吸了户外的新鲜空气，又锻炼了颈椎。

🌿 用电脑后双眼干涩怎么办

★用热水熏眼，帮助缓解眼部肌肤的干燥情况

倒一杯热水，温度以让眼皮感觉舒服为准。用热水蒸气熏蒸眼睛，可以滋润眼部，明目又提神。

★平时用决明子、枸杞子、菊花泡茶代水饮，可以清肝明目

★常吃动物肝脏、木耳、胡萝卜，可以护眼

如果担心肝脏中的胆固醇含量高，可以吃木耳炒肝。坚持每周吃 1 ~ 2 次，帮助护眼。如果家里有人长期过度用眼，您不妨常给他吃炒胡萝卜，这也是护眼的一个不错的方法。

🍂 几招解决久坐导致的小腹突出

★体转运动，可以锻炼腹部肌肉

第一步，端正坐在椅子上。

第二步，以自己为轴心，慢慢地向左侧和右侧转动，转动过程中眼睛尽量向后看。

★饭后半小时，以肚脐为中心做表盘状按摩，可以减肥健脾胃。

★随时随地都要有一个收腹挺胸的意识，养成一种微微收腹的习惯。

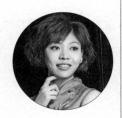

李智

北京同仁堂中医院专家、中国养生保健协会专家、中国药膳研究会理事。
中央电视台《健康之路》中医养生专家，北京电视台《养生堂》节目中医养生专家。
著有《小穴位、大健康》。

3
李智告诉您
熬夜后轻松补救不伤身

子时，指的是晚上 11：00 到凌晨 1：00，是阳气初生的时候。中医上认为这个时段对应的是我们人体的胆经。"胆"主决断，如果您在子时没有好好地去呵护阳气、没睡好觉，那么阳气生发起来就不会那么顺利，长期如此，整个人就会表现出浑身没劲、老觉得累、身体怕凉、腹部冷痛、小便清长等症状，另外还会表现出精神不好、整个人气场不足，做决策没胆识。

但是在生活中，熬夜已经成为很多人的生活常态，工作没做完、努力奋战考试、生活作息不规律，甚至晚上到两三点才睡觉、一晚上只打几个盹儿也是常事。在这种频繁熬夜的情况下，我们应该如何保证不伤身呢？

睡前1小时喝碗小米粥

我们都知道小米粥的营养价值，比如急需调养的产妇喝小米粥配红糖，营养就很好。如果家人迫不得已需要熬夜，您就可以准备一些小米粥给他当夜宵，不仅补充能量，而且对晚上睡眠也有好处。

我建议您在粥里再加一些百合。百合滋阴效果是很好的，还能养肺阴，治疗干咳的效果也不错，还可以放一些银耳、莲子，但要注意别放太多糖。如果您觉得熬夜时头昏脑胀，精神不好，也可以把干枣掰开放到小米粥里熬，把粥熬得烂糊一点，营养价值更高。

喝菊花枸杞茶，缓解眼睛疲劳

取菊花、枸杞泡水代茶饮，可以明目，有效缓解眼睛疲劳。

用酸奶水果沙拉做零食，补充维生素不发胖

★配方

苹果、香蕉（也可选择其他不太甜的水果代替），低糖酸奶。

★做法

将酸奶代替沙拉酱，同水果块混在一起。

★功效

安眠，改善疲劳，增加维生素并预防上火。

揉一揉率谷穴，头不沉、神清气爽

★取穴方法

把手放到耳后轻轻地往前推耳朵，达到一个折叠的效果。将折叠后我们耳朵顶端的耳尖作为起始点，另一只手将食指和中指合并起来，从耳尖往上取这个宽度（中间指节，约1.5寸）处的小凹陷就是率谷穴。

★按摩方法

用手腕在穴位做原地旋转式的按摩。

按一按太冲穴，不烦躁、不上火、平血压

★取穴方法

在脚背上第一个脚趾和第二个脚趾缝后方大概一寸距离的位置。太冲穴的定位不用那么精准，在脚背处进行按摩对缓解精神疲劳都有好处。

★按摩方法

脱了鞋，用一只脚的脚后跟从脚背往脚趾的方向反复推另一只脚。如果爸爸妈妈血压高，平时用按摩捶反复推此部位，对保持血压平稳也有好处。

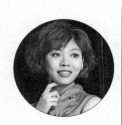

李智

北京同仁堂中医院专家、中国养生保健协会专家、中国药膳研究会理事。
中央电视台《健康之路》中医养生专家，北京电视台《养生堂》节目中医养生专家。
著有《小穴位、大健康》。

4 张克镇告诉您
脾胃好的人活得幸福

患胃病的人当中出现的最普遍症状就是胃寒，特别是年轻人，经常暴饮暴食，平时喜欢嚼口香糖，吃冷饮，又不注重养生，长期处于精神压力大的情形中，身体受凉或者吃点凉的东西胃就会感觉不舒服，出现腹胀、没食欲、拉肚子、手脚凉等症状。实际上，胃寒不是一个单一的病症，它往往会引起身体上的其他一系列疾病，也并非是单一的药物就可以治愈。

我们在日常生活中可以通过什么方法来缓解胃寒症状，如何防治胃寒症呢？

🌿 将艾草装在肚兜里或用暖宝宝贴在肚脐上

如果感觉到胃寒、胃痛的症状，您在家时就可以在肚兜里放入艾草，系在胸腹的位置上，暖胃效果很好。

🌿 人体自带的两大天然胃药：丰隆穴和中脘穴

★丰隆穴

取穴位置：在人的胫骨外侧，就是腿部膝盖下凹处（犊鼻穴）和外脚踝连线的中间，往外再偏两指的地方。

诊断要诀：扎后会有酸胀的感觉，如果发现有明显硬结，说明胃动力弱，吃饭不容易消化。一般扎一次症状就会有缓解。

★中脘穴

取穴位置：胸骨最下端和肚脐连线的中间往下一点，就是肋骨中间的凹陷处。

诊断要诀：有胃寒的人，中脘穴附近会特别僵硬，甚至有硬结出现。

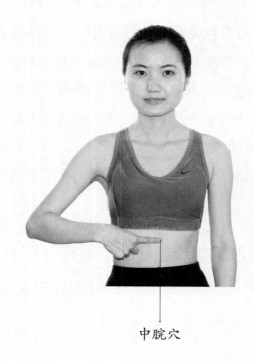

中脘穴

🌿 药房常见的胃药，您吃对了么

药物名称	药物功效	适用病症
吗丁啉	增强肠胃的蠕动	胃肠动力弱，出现腹胀、呕吐、恶心等症状。
斯达舒	缓解胃酸，缓解胃痉挛	胃突然收缩、疼痛，感觉胃部堵塞等胃痉挛症状，但不适合精神压力大和焦虑引起的胃疼。
阿莫西林	消炎	适用于胃部不适。但它属于抗生素，容易引起恶心、呕吐、食欲减弱症状。
西咪替丁	抑制胃酸分泌，防止刺激胃黏膜	胃酸多，烧心。
多酶片	促进消化，副作用小	消化不良。
参苓白术丸	强化脾胃功能	脾胃虚弱，常拉肚子。
加味保和丸	助消化，健脾胃，补胃气	面食或者别的素食吃多后引起的消化不良，脾胃虚弱。
大山楂丸	助消化	脾胃虚寒的人肉食吃多引起的积食。
附子理中丸	温胃散寒	脾胃虚寒的吃了薄荷，喝了牛奶或冷饮，最好及时吃附子理中丸。

🌿 经常胃胀，每天早晚揉肚子

如果您感觉吃下去东西总是堵在胃上，长时间不消化，可以用揉肚子的方法来缓解。

★**方法**

在晚上睡觉前和早晨醒的时候，把双手搓热，围绕肚脐顺时针揉 108 下，逆时针揉 108 下，然后再往下推 108 下，坚持一段时间就能缓解。

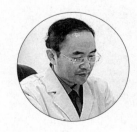

张克镇

北京泰济堂中医医院总院长，山西中医学院硕士研究生导师。

著有《医之正道》《生病的真相：张克镇祛病解码》。

5

吴大真告诉您

腰酸背痛腿抽筋，每晚喝一口
金银花酒就会减轻

🌿 金银花酒

★配方与制法

将金银花直接浸泡在高度白酒中，金银花和白酒的比例是 1:2 或 1:3，不用太严格，浸泡 15 天左右就可以服用了。

★功效

爸爸妈妈在吃晚饭的时候喝上 1 小杯（10 毫升），坚持 1 个月，效果很好。

忍冬藤酒

　　忍冬藤就是金银花藤，中医认为，藤、枝类的药物一般都具有通经络的作用。爸爸妈妈常饮忍冬藤酒，对治疗风湿、类风湿、强直性脊柱炎，包括现在比较多见的退行性骨关节病，都有不错的效果。

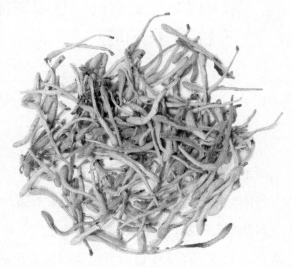

吴大真

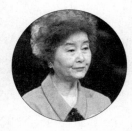

现任北京同济医院院长。北京恒安中医院、北海医院特邀肾病专家、主任医师，研究生导师，北京市政协委员、中国保健协会副理事长，北京国际医药学术研究促进会常务会长。

著有《花养女人幸福一生》《健康的女人最幸福》等畅销书。

6

吴大真告诉您
家里有人受伤，可以给他炖三七鸽子汤吃

　　三七对跌打损伤非常有好处，还能加快伤口愈合。姚明受伤或体力不好的时候，就曾经用三七来补血和恢复体力；2008 年奥运会上，刘翔受伤退赛，营养师就给他开过三七炖鸽子汤的药膳。其实，这个三七炖鸽子汤不仅适合运动员吃，平时家里有人受伤或者筋骨痛，我们也可以在家炖着吃。

吴大真

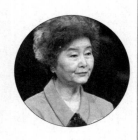

现任北京同济医院院长。北京恒安中医院、北海医院特邀肾病专家、主任医师，研究生导师，北京市政协委员、中国保健协会副理事长，北京国际医药学术研究促进会常务会长。
著有《花养女人幸福一生》《健康的女人最幸福》等畅销书。

7

杨淑霞告诉您
只有医生知道的防脱发妙招

头发就像细胞一样，每天都会进行新陈代谢。所以，我们平时在梳头的时候，或多或少掉一些是正常的，但如果您在梳头时发现掉头发的数量达到 50 根以上（差不多可见的一大撮儿），就可能是患上了脱发。建议您一定要去医院检查一下，及时辨明脱发原因，并为自己和家人掌握一些防脱发的小窍门。

脱发不是小事，每个人都会有

★如果您平时就感觉压力大、心情差，经常焦虑，就会掉头发

★喜欢抽烟喝酒的人往往脱发都比较严重

★一些刚生完宝宝的女性朋友会出现产后脱发

女人在生完宝宝以后，激素会迅速地下降，同时，受到保护的毛囊也进入了休止期，头发轻轻一拉扯就会掉下来。所以，产后脱发是一种正常的、生理性的调节，大约三个月到半年就会恢

复正常。

★有甲亢的人会脱发，把甲亢治好后，头发就能长出来了

★男性因为雄性激素分泌过多或遗传因素会造成脂溢性脱发（雄激素性脱发）

这是男性最常见的脱发，一般情况下对人体健康没有大的影响，但也并不是绝对的。如果您的脱发症状出现得比较早、比较厉害，就要特别注意预防高血压、糖尿病、高脂血症、冠心病等代谢性疾病，另外还要注意患前列腺增生的可能。

★如果您长期服用降压药、降脂药、抗抑郁药、抗凝药等控制慢性病的西药，就会导致脱发

光靠洗发水不能防脱发

每个人脱发的原因都不同，即使我们用药物治疗，也要找到脱发的原因，对症下药，单纯依靠洗发水来治疗绝对不行。

顺着头发的纹理梳头，能让头发更有光泽

逆着头发纹理梳头，虽然能使头发看起来更蓬松，更好看，但是经常这样做会破坏头发表面叫毛小皮的保护层（老百姓叫它"毛鳞片"）。如果毛鳞片受损，斑驳不齐，我们的头发就会变得没有光泽，如果毛鳞片的损伤严重还会引起头发的断裂或者分叉。比如说，有的人头发并不长，但末梢也会出现分叉，这就是毛鳞片严重损伤的结果。

要想头发好，梳子的选择也很重要

★从材质上来讲，木梳和牛角梳比较好，最好不要用金属的。

★从硬度上来说，硬度最好跟头发差不多。

★从梳齿上来说，给家人选择的梳子一定要对头发的摩擦力小一些，特别是给爸爸妈妈选梳子，梳齿松、梳齿表面光滑的牛角梳最好。

家人出现脱发，试试这两个方子，内服外用效果好

★防脱发食疗方

配方：黑豆 500 克，加水 1000 毫升，用小火熬煮至豆粒饱胀为宜。取出黑豆，撒细盐少许，存放于保鲜罐内。

服用方法：饭后食用，每次服用 6 克，每日 2 次，用温开水送下。

效果：对脂溢性脱发、病后脱发等均有很好的辅助治疗作用。

★防脱发外治方

用新鲜芦荟汁涂抹脱发处，并加以适度按摩，有助于调理油脂分泌，减少脱发。

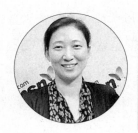

杨淑霞

北京大学第一医院皮肤科副主任医师、医学博士，曾参与《中国雄激素性秃发诊疗指南》编写，侧重美容皮肤科学及各种皮肤病的治疗。

8

宋海涛告诉您

头晕目眩，往往是耳朵造成的

　　我接诊的时候，常会听患者说"我头晕""我头昏""我晕倒了""我摔倒了"等等。大多数人都会认为这类头晕是脑部出现问题引起的，还有人认为是颈椎错位造成脑供血不足而导致的。实际上，头晕的很多原因来自耳朵。

🌿 耳朵的前庭出了问题，人就容易头晕不舒服

　　在我们的耳朵里有一个部位——前庭，它主管人的身体平衡。我们平时坐车、坐船会觉得头晕恶心，往往就是这里出现了问题。平时家里的老人经常会出现这样的症状：早晨一起床就恶心、想吐，走路感觉飘飘忽忽的，刷牙梳头也不舒服，耳朵嗡嗡响；到了晚上睡觉，翻个身也头晕。这往往也都是因为耳朵出了毛病，我们

叫它耳石症。

耳石症的发病人群不仅局限于老年人，发病原因也很多，甚至有 50% ~ 70% 的人发病没有明确原因。

★如果您曾经发生过车祸或者因为别的什么原因，造成了脑部外伤，在恢复阶段就会出现耳石症。

★在骨科或者妇科手术后，总是在床上躺着，这时出现的眩晕，可能就是耳石症了。

患了耳石症去医院就能治愈

★检查

1. 医生只要通过简单的检查就可以判断出病人到底是哪个耳朵出了问题。

2. 如果您的头晕情况出现的时间很长，症状又比较顽固的话，可以在医院的前庭功能检查室做一个 VNG 检查，那样更精确一点。

★复位治疗

如果已经确诊，可以在医院进行复位治疗。

复位治疗可以将我们的耳石碎片送回到它原来的位置。大概 55% ~ 60% 的病人经过一次或者是两次的治疗基本上就能够痊愈，老年人需要治疗的次数会多一些，但病情都能得到控制。

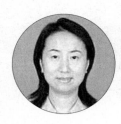

宋海涛

卫生部北京医院耳鼻咽喉科副主任，中央保健会诊专家。

9

徐贵成告诉您
每天敲敲肾俞穴，身体越来越强壮

春天是一个天气多变的季节，中医养生有句话叫"春捂秋冻"，说是要趁着天还不太热的时候抓紧时间捂一捂。实际上，究竟是捂还是脱都和您的体质有关。比如老年人、孩子或是体质虚弱的人，可以多捂捂；但是年轻人或平时身体就很壮实的人抵抗能力本身就很强，就不需要再捂了。如果您了解家人的体质，就能轻松掌握何时加减衣服。

🌱 穿太少很美，遭罪在后头

有些体质虚弱的女孩子，为了美，穿得很少，受的寒凉太重，积累起来就伤了脾肾。等到了40岁以后，很容易得腰腿痛、关节痛这些病。另外，咱常说"寒从足下生"，我建议女孩子们的腿上和脚上千万不能穿得太少，特别是在寒冷的季节，脚上多穿一些，脚不冷，身上就不会冷。

爸妈春季特别要保护头部不受寒

★戴上帽子再出门，保护好百会穴不感冒

我们头顶上有一个穴位叫百会穴，它是人体所有阳经的交会点。爸爸妈妈在天气不太暖和的时候，出门前一定要戴上顶帽子，保护好百会穴，可以提高抵抗力，防止感冒。

★平时按摩百会穴，帮助老人和小孩提高抵抗力

取穴方法：头顶的最高点即是。

按摩方法：用指腹按摩，顺时针揉六十下，逆时针揉六十下，不分时间地点。

按摩功效：能够延缓衰老，提高机体的抵抗力，还能帮助调节血压。

每天敲敲肾俞穴，身体越来越强壮

★取穴方法

把双手自然地卡在后腰上，类似于"伟人掐腰状"的样子，这时您两个大拇指的位置就是我们的肋缘下侧，而两个手的中指对应的就是肾俞穴。

★按摩方法

肾俞穴在中医上又叫作命门，按摩时把双手握成空心拳，在肾俞穴上下摩擦或者敲一敲都非常好。

❦ 别把身体的要害——肚脐献给风寒摧残

在我们肚脐的位置，有一个神阙穴，也是很重要的一个穴位。神阙穴和人体的脾胃有很大关系，保护好它就能健壮脾胃，抵抗力也会更高。这就要求您平时少穿露脐装，把神阙穴保护好。

❦ 妈妈要帮助宝宝保护好腿脚，腿脚不受寒身体棒

我建议妈妈在宝宝睡觉时，在他的肚脐上搭个毛巾，等到宝宝大些的时候最好再穿上袜子保护脚部温暖。

如果宝宝生病了又不愿意吃药，可以把药打成粉（中药西药都行），等宝宝睡觉后直接贴在脚底涌泉穴上，让药力慢慢渗透进去。

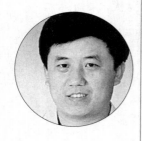

徐贵成

中国中医科学院广安门医院综合科主任、主任医师、博士生导师。任中华中医药学会络病分会常委，北京中医药学会络病专业委员会副主任委员，中华医学会全科医学分会委员，世界中医药学会联合会特聘专家，中国社区医师杂志编委。主编或参编《高血压病》《中医症状鉴别诊断学》《中医内科临床手册》等医学著作12部。

10 杨淑霞告诉您
夏天会洗澡，皮肤才会好

夏天天热，洗澡的次数很多，特别是在运动出汗以后。洗澡固然让我们感觉很舒服，但是从健康的角度上来说，洗澡也有很多学问，特别是对皮肤、对身体都有影响。

❧ 什么情况下洗澡是错的

★刚刚运动完，大汗淋漓，急着冲冷水澡

1. 年轻人刚刚运动完就去冲凉，对身体和皮肤都不好。

2. 如果爸爸妈妈平时散步回来，出了汗再洗冷水澡更容易出问题。因为一盆凉水下去，人身体的血管就会收缩，造成大量血液回流，加重心脏负担。如果您本身就有心脑血管疾病，这样冲凉甚至会有生命危险。

★总觉得只有搓澡才能真正洗干净

1. 如果您每次洗澡都搓澡，您的皮肤很容易就会出现"淀粉样变"，皮肤会慢慢变黑，时间长了角质还会变厚。

2. 有一些女孩子洗澡时喜欢去角质层，因为没有角质的皮肤看上去特别水嫩有光泽。其实，经常去角质，会使我们皮肤的屏障遭到损伤、削弱，反而会使皮肤变得更干燥，更敏感。

★洗澡时频繁用香皂、沐浴露

如果您频繁地洗澡，并经常使用香皂和沐浴露，时间一长，皮肤的屏障功能就会减弱，身上特别容易得湿疹，甚至患皮肤炎症。

🍂 老人和孩子在洗澡时应该注意什么

★如果是给孩子洗澡，建议三十七八度的水温最合适。

★爸爸妈妈在家泡澡，水温一定不能太高，泡澡时间最好在10分钟之内。

爸爸妈妈在家里泡澡的时候，我建议您最好准备一些糖水，如果他感觉心慌、头晕的时候，要及时让他们出来，补充一些水分，以免晕倒或导致其他疾病。

★如果爸爸妈妈有心脑血管病、糖尿病，最好不要泡温泉。

★孩子、老人别在饿着肚子和刚吃过饭的时候去洗澡，这时候很容易造成低血糖或发生晕倒

★孕妇洗澡时，我不建议用太热的水，水温过高容易使人全身的毛细血管扩张，导致血压降低，减少胎盘的供血量。另外，水温过高还容易使人出现贫血、缺氧或者低血糖的症状，甚至休克，

这是很危险的。

★老人讲究刚生完孩子的妈妈不要洗澡，其实，我认为可以淋浴，但是要注意温度。这个时候洗澡，最主要的一点就是别冻着。建议您在洗澡的时候，到室温比较高的地方再脱衣服，然后洗温水澡，洗完后及时的穿好衣服。

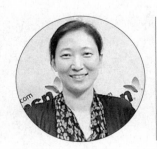

杨淑霞

北京大学第一医院皮肤科副主任医师、医学博士，曾参与《中国雄激素性秃发诊疗指南》编写，侧重美容皮肤科学及各种皮肤病的治疗。

11

吴大真告诉您

压力大、睡不好，喝百合花茶就能解决

　　百合花的口感很好，性质也比较平和。如果您感觉最近的睡眠比较差，可以每天用 30 克百合花熬水喝，连续喝一个星期，同时舒缓自己的心理压力，就可以有效改善睡眠。

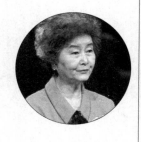

吴大真

现任北京同济医院院长。北京恒安中医院、北海医院特邀肾病专家、主任医师，研究生导师，北京市政协委员、中国保健协会副理事长，北京国际医药学术研究促进会常务会长。

著有《花养女人幸福一生》《健康的女人最幸福》等畅销书。

12 吴大真告诉您
老爱失眠，喝三七花茶

★三七花茶

取 10 克三七花熬水代茶饮，可以喝一天，能平肝降火气，晚上不失眠。像这样单独用三七花泡茶的方法全家人都适用。

★三七花 + 金银花

有些男性朋友抽烟、喝酒、应酬多，或是工作压力大睡不好觉，脸上很容易长痤疮。这个时候，您就可以在三七花茶中放上点金银花一起泡水喝，清热解毒。

★三七花 + 茉莉花

胃里总是觉得不舒服，感觉胀气、疼痛，吃东西不消化，到医院检查也没有什么大毛病，这个时候您可以用 10 克三七花、10 克茉莉花做成茉莉花茶，口感好而且开胃。

★三七花 + 牛奶

如果您平时睡觉不太好，可以在晚上睡觉前，调 2 ~ 5 克三七粉放到牛奶里，喝完再睡，能安神还能补充蛋白质和钙。

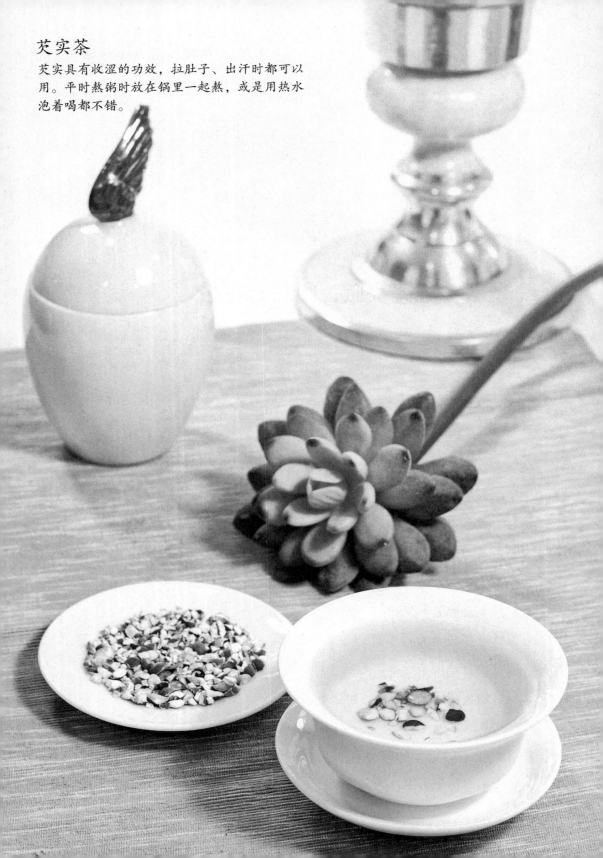

芡实茶

芡实具有收涩的功效，拉肚子、出汗时都可以用。平时熬粥时放在锅里一起熬，或是用热水泡着喝都不错。

第五章

身体有病早知道

1

张秀勤告诉您
观鼻可知五脏好坏

🌿 鼻头暗，脾不好

鼻头对应人体的脾，如果您鼻头的光泽度不好，甚至有暗斑，说明脾的康复能力，以及整个脾的运化能力都会偏差一些。相反，如果您鼻头发亮，光泽度非常好的话，说明脾的功能比较强。

🌿 鼻沟发暗，有老胃病

如果鼻沟颜色发暗，鼻孔上边皮肤的毛孔也较为粗大，说明胃不是太好，有陈旧性疾病，也就是我们常说的老胃病。

鼻梁正中发暗发青，要养肝

鼻根部，也就是两眼之间，对应的是心，如果光泽度很好，说明心脏功能不错。

再往下看，鼻头和两眼之间，对应的是肝，如果这里发暗发青，就说明肝脏有问题了。肝怕怒、怕酒、怕药、怕熬夜、怕压力，养肝要从这几个方面着手。

鼻梁歪，颈椎有问题

如果您的鼻梁有点歪，两个鼻孔也有些不对称，很有可能是因为童年时期遭受过外伤造成的。由于那时还在发育，这样一直长下来，就会形成现在这种鼻梁不太直的状态。鼻梁有点歪的人一患上感冒，多半会觉得鼻子不通气。

另外，根据生物全息理论，当外伤造成身体某个相对独立的部位（如五官）形状改变以后的三到五年内，它都会影响到与之相对应的器官。鼻子和我们的颈椎是相对应的，当它歪了以后也会相应地影响到颈椎。

鼻孔小，易感冒、咳嗽

中医说"肺开窍于鼻"，如果您的鼻孔很大的话，说明肺功能很强。

如果鼻孔小就表示肺气较虚，容易疲劳，说明这个人的呼吸系统功能偏弱，易患感冒、咳嗽等呼吸系统疾病。

🌿 鼻子毛孔粗大，虚实之证要分清

如果鼻子的皮肤变得粗糙，鼻翼两边毛孔粗大，这基本上是由两种原因导致的。

一种是皮肤汗孔的收摄能力差了，这属于虚证。还有一种是火力较旺，内分泌比较旺盛，把毛孔撑大了，这属于实证。如果是虚证，就得补；如果是实证，就要泄，这是两种完全不同的治疗原则，要具体分析。

如何判断虚、实？不光要看毛孔，还要看它的颜色。如果毛孔大，颜色又偏淡，而且缺乏光泽，这就是虚。如果说毛孔偏大，局部皮肤油光发亮，颜色偏红，这就是实，说明火大了。

🌿 鼻子的颜色告诉您属于什么体质

鼻子颜色	体质	症状与疾病
白	寒	胃寒、没有力气
青	寒	腹痛、胃部疾病
红	热	痤疮、螨虫、脾胃有热、血压高、内分泌紊乱、糖尿病初期
黑（黑头）	正气不足	过度劳累导致正气消耗较多

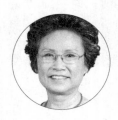

张秀勤

全息刮痧及全息经络刮痧美容健康法创立者，中国民间中医医药研究开发协会副会长、首席刮痧专家。
著有《张秀勤刮痧常见病治疗集》《张秀勤刮痧精粹》等书。

2 张秀勤告诉您
十个手指头尖相撞，补气血效果好

　　手和人的健康息息相关，如果您能掌握一些这方面的知识，就可以大致判断家人的身体是否健康，而自己身上有什么小病也可以早知道。

身体好的人手掌是什么样的

　　★如果手掌轮廓为四方形，粗壮厚实，脏器功能比较强

　　★大、小鱼际都饱满的人身体不会差

　　小鱼际对应的是肾，小鱼际越饱满，不光是生殖能力强，整个身体素质都会特别好。要知道自己和家里人的脾胃功能强不强，可以按一按大鱼际，如果很饱满，而且按下去会很快地复原，那你一定有一个好脾胃。

★手掌的颜色白里透红，说明身体的脏腑器官正常

身体不好的人手掌是什么样的

★手的颜色苍白没有光泽，说明这个人肺气虚。

★手掌暗红发紫，手指指肚颜色和下边两节手指颜色反差特别大，说明这个人血液微循环不太好，血液的黏稠度高。

★手掌颜色发青，能明显看到青色的血管，说明消化系统不好。

★手掌特别黄而且没有光泽，需要特别注意肝脏是否健康。

★手颜色发暗，看上去总有洗不净的感觉，压小鱼际弹性已经很差，那就是肾脏的功能减弱了，还有可能就是我们体力透支了。

★四根手指的四个部分分别代表了体内的胆、肝、胃、膀胱四个区域。哪里漏缝了，就说明这附近相对应脏腑的功能减弱了，身体也就容易出现一些相关的毛病。

用手指压大鱼际、小鱼际，或者五个手指肚，可以分辨一个人的气足不足

拿一只手的手指用力地按压另一只手的大鱼际、小鱼际，或者五个手指肚都可以，然后把手抬起来，观察一下被压下去的皮肤的复原速度。复原速度越快说明气越足，要是复原的速度很慢，那就说明你气虚了。

🌿 看手汗冷热可知身体有什么小毛病

手汗分类	辩证	伴随症状	调理方法
手心热，汗热	阴虚	数量很少的鲜红的痤疮、不爱喝水、便秘	多次少量地饮用温水
手背凉，汗凉	阳虚	怕冷、爱疲惫、失眠多梦、胃冷	吃温热的食物，劲补
既手心热又手背凉	阴阳失调	天热的时候热，天冷的时候冷，调节能力差，虚不受补	在中药调理的基础上保持饮食起居有节制

🌿 十个手指头尖相撞，补气血效果好

很多人平常气血多有不足，除了合理的饮食外，我们要经常有意地刺激一下十个手指头尖，让它们相互碰撞。

中医认为，人的十个手指头尖叫井穴，是人体阴阳气血交接的地方，刺激它们就增强了阴阳气血交接的动力。

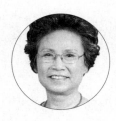

张秀勤

全息刮痧及全息经络刮痧美容健康法创立者，中国民间中医医药研究开发协会副会长、首席刮痧专家。

著有《张秀勤刮痧常见病治疗集》《张秀勤刮痧精粹》等书。

3 张秀勤告诉您
身体好不好，指甲告诉您

有段时间很流行通过看一个人的指甲上有没有"小月亮"来预测这个人是否健康，事实上，指甲上的"小月亮"跟健康并没有太大的关系，指甲的颜色、形状和质地更能反映人的身体状况。

❧ 健康之人的指甲有如下几个特点

★指甲呈粉红色，有光泽，表面光滑，软硬适中。

★指甲周围的皮肤很完整，没有倒刺。

★在贴近指甲的地方，有个半透明的膜叫做甲小皮，周围的甲皱壁也都非常地完整。

患了什么病，指甲颜色会告诉您

★指甲的颜色乌黄发灰，就是犯了我们常说的灰指甲

灰指甲是一种甲癣，它主要由真菌感染引起。灰指甲不但会引起颜色的改变，还会引起质地的改变，使指甲变得比较厚，而且很脆。

★整个指甲变黑或是指甲上只有一根黑色条带，往往是真菌感染

平时出现黑色指甲的原因有很多，比如吃化疗药、出现重金属中毒、指甲受到外伤，或患有阿狄森氏病等内分泌疾病都可能造成指甲发黑。但如果你发现爸爸妈妈的指甲上出现一条纵形的条带，则需要特别注意是否是黑素瘤，我们亚洲人特别容易出现这种肢端型的黑素瘤。家人出现黑甲后，请及时带他去医院检查。

★指甲上出现条状白甲可能是外伤引起，也可能是铊、砷等重金属中毒的症状。有时由于低蛋白血症也会导致白甲，如果用手指压一下白色会消退则没有什么影响。

★指甲发绿往往是由于绿脓杆菌感染，如果在修剪指甲时破坏了甲小皮，就可能会出现感染情况，特别是免疫力差的人，甚至还会化脓。

★指甲变紫可能是血氧浓度降低造成的，如果家人出现紫甲，就要注意他是否长期缺氧。

指甲盖凹凸不平是疾病的前兆

如果家人的某个指甲突然变得明显凹凸不平，质地也很粗糙，就要注意了，这很可能预示着身体的某些疾病，这个疾病可能是指甲局部的，也有可能是全身的。

警惕杵状指

正常的指甲，手指皮肤和指甲之间有个角度，小于 180°。如果这个角度变成 180°，甚至超过 180°，指甲是平的，而手指是鼓的，这就叫杵状指。先天的杵状指与先天性心脏病有关。后天的杵状指，则有可能与肺心病有关，长期缺氧，这个地方就会增生，导致指甲变平。

小心美甲导致甲沟炎

很多人在美甲过程中都会把甲小皮往里头推，直至消失，这个是一个非常错误的做法。这样做以后，有些人的指甲会渐渐变得凹凸不平，有横沟，严重的可能会形成甲沟炎。甲沟炎感染程度较轻时，可以通过外用药来治疗，用碘伏或高锰酸钾浸泡感染的地方比较有效。

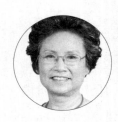

张秀勤

全息刮痧及全息经络刮痧美容健康法创立者，中国民间中医医药研究开发协会副会长、首席刮痧专家。
著有《张秀勤刮痧常见病治疗集》《张秀勤刮痧精粹》等书。

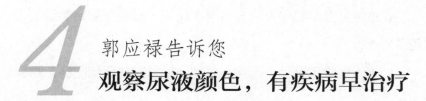

4 郭应禄告诉您
观察尿液颜色，有疾病早治疗

　　吃喝拉撒睡是人与生俱来的本能，它与我们的健康联系得也最密切。我们通过观察尿液就能够掌握家人的身体状况，甚至能判断出家人生了什么病，到了什么程度。

尿液颜色黄色偏深，要特别注意肝脏、胆道的问题

　　如果您发现无论自己喝多少水，尿液的颜色还是黄色偏深的话，要注意自己的肝脏有没有什么问题。另外，如伴有大便颜色变白的话更需要警惕。

出现血尿不要惊慌，辨明原因，及时带家人到医院做检查

　　"血尿"出现的原因有很多。我们人体从肾到输尿管、膀胱、

尿道，不管哪里出了问题都可能引起血尿，而且一家老小的身体状况本来就不同，出现血尿时我们必须要因人而异。但是需要提醒您的是，无论是谁出现血尿问题，都要及时到医院做检查。

★如果是孩子出现血尿，往往是肾炎的原因。

★如果是家里年纪偏大的人出现了血尿，需要您特别警惕是否是长了肿瘤。

★如果女性除了血尿，还伴有尿频、尿急这些症状的话，那我们就要考虑是不是有感染的情况，因为女性的尿道短，而且尿道跟阴道又离得很近，更容易发生感染。

🌿 尿液如同牛奶一样，要注意是否是血丝虫病

★如果家里有年轻人喜欢到野外旅游，特别是河沟这些地方，回来后出现尿液变白的症状，就要考虑是否患上了血丝虫病。

★如果有肺结核，或其他会侵犯到淋巴系统一类的疾病，导致淋巴液从尿里出来，也会使尿液变白。

🌿 尿液里有白色的漂浮物或沉淀，用我推荐的醋酸法来辨明是否是病

★向尿里滴一滴冰醋酸或者是醋酸，如果摇一摇立刻就清澈了，说明您没有病，不用紧张。

★如果不但不清澈，反而更浑，甚至还有结块，那就说明身体出问题了，要立即去医院检查。

🌿 尿液的泡沫多而且有异味，要去医院查一查

其实，尿液里有一些泡沫并不是什么大问题，但是，假如泡

沫真的很多，甚至有异味的话，我建议您到医院去查查。譬如，患有肾炎的人，往往尿里含的蛋白多，尿出来的泡沫也就多。

🌿 尿液里有酒精味，要警惕前列腺出现充血、发热症状

有一些男性朋友在喝了啤酒以后，总感觉会阴部发热，这就是因为前列腺堵得很厉害，出现充血导致的。另外，还有些前列腺肥大的老年人，经常喝完酒以后尿不出来，只能到医院依靠导尿管排尿，也是这个原因。我建议平时您应酬时候最好少喝酒，特别是男性朋友，要特别注意这一点。

🌿 排尿的时候总感觉疼痛，当心炎症和结石

★如果您感觉排尿时有疼痛感或有灼热感，首先要确定自己是否有炎症。炎症往往会使我们人体的局部充血，严重的会导致血管轻微破裂，那时排尿就会有疼痛感，这个时候您不用担心，只要炎症消除就行。

★假如您在排尿的时候会感到特别疼，这个时候您要警惕自己是否有输尿管结石或肾结石，要及时到医院做排查。

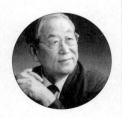

郭应禄

中国工程院院士，北京医科大学第一医院教授、主任医师，北医大泌尿研究所名誉所长。北京军区总医院泌尿外科专家组组长，新一代泌尿外科和男科学学科带头人。

5 金伟森告诉您
大便不正常，身体有毛病

🌿 什么才叫正常的大便

正常的大便颜色是黄色偏棕，看着有柔光、亚光。如果不是这个颜色，并且多次长期排某一种颜色的粪便，那您身体可能就有问题了。另外，如果您大便的颜色、形状、粗细都发生了改变，排便次数不规律，附带着黏液，就一定要去专业的医院就诊。

★如果大便中的血呈鲜红色，说明疾病发生的地方接近大肠末端，比如直肠癌、大肠炎、痔疮等。

★患有直肠癌、大肠炎的人大便里有黏液，患痔疮的没有。

★大便的颜色发黑，是胃出血的征兆。

★如果您平时吃得蔬菜少，却长期拉绿色大便，就要警惕急性肠胃炎和胆道系统疾病。

★白色或灰白色的大便现在比较少见，一般是患肝硬化的症状。

🌿 便秘有11种原因，您是哪一种

★如果您总感觉焦虑、紧张，忙起来顾不上喝水顾不上吃饭，容易患情绪型便秘。

★经常吃完饭往床上一躺，不爱运动，容易便秘。

★有的女孩子为了苗条，正餐嗑点瓜子、喝杯酸奶、吃一片面包就糊弄过去，饮食结构搭配不合理，就会引起便秘。

★感觉到有便意的时候因为忙别的事情就错过去了，排便没有节律，也会出现便秘。

★有的人偶尔出现一次便秘，就赶紧吃些泻药来通便。长此以往会对药物产生依赖，更易便秘。

★有些人本身肠道长，使得消化掉的食物残渣运输过缓，会导致便秘。

★经常吃西餐这类高热量食物会引起肠道负担加重。

★一些慢性疾病导致的肿瘤，也会出现便秘症状。

★如果孩子吃饭爱偏食挑食，他的结肠容易瘫痪，造成排便困难。

★手术会导致肠子粘连，如果家人刚刚做过手术，常会出现便秘症状。

★经常酗酒容易导致人体的肠道过度扩张，慢慢就会出现便秘。

🍂 不要因为"不好意思"而放弃"直肠指检"

　　我在医院接诊的时候，发现有很多人因为"不好意思"而放弃"直肠指检"。事实上"指诊"是检验肠道疾病的方法，通过它可以检测出您的肠道是否健康，大便是否正常，甚至能提早发现是否患有大肠炎、直肠癌等问题，建议您和家人在体检的时候不要放弃这项检查。

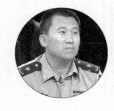

金伟森

武警总医院肛肠病研究所主任，全国著名肛肠外科专家、国家有突出贡献专家和政府特殊津贴获得者金虎教授的传人。

6 郭立新告诉您
肥胖不是有福的标志

万恶肥为首，肥胖会带来许多健康问题。在冬天，人的体重多少都会有所增加，比如说 1 公斤左右，这是合理的。但是，当家人的体重增长幅度超过自身体重 5% 的话，您就要注意了。

突然发胖，可能是疾病的前兆

体重忽然增加，您就要考虑是生活方式发生了变化还是内分泌代谢方面出了问题，因为很多疾病都有可能导致肥胖。

★精神压力大、平时特别累就容易发胖

当您的精神压力过大，可能会引起内分泌系统的变化，影响到身体对热量的摄入和消耗。这时候身体的活动减少，吃得却越来越多，就会导致压力型肥胖。

★嗜睡或是睡眠不足都会发胖

睡眠和肥胖的关系非常密切。当您的睡眠时间过长，比如说一天有 10 小时，甚至超过 12 小时赖在床上，就可能因热量消耗过少导致肥胖；而睡眠时间过短也会导致体重增加。一般来说，成年人的睡眠时间，每天最好接近 8 小时，具体情况还要因人而异。

另外，如果您的睡眠质量不好，体重也是要增加的。

🌿 局部肥胖提醒您要警惕什么疾病

女性多胖在腹部，尤其是下腹部和臀部，男性则主要是中腹部或者整个腹部的肥胖。不同部位的肥胖警示着不同的疾病，您一定要好好留意。

★上腹部肥胖的女性

上腹部肥胖的人代谢率都比较低，喜欢摄入过多的热量，尤其喜欢吃甜食，而且活动比较少，这样的人患胰腺癌的风险高。一般来说，肥胖的人患肿瘤的风险要增加 1 到 3 倍。

★下腹部肥胖的女性

下腹部肥胖的人一般都喜欢吃高热量的食物，尤其喜欢吃油腻、口重的食物。这些人往往是坐办公室的，或者说伏案工作的时间更多一点，喝水也比较少。他们的胃肠道功能不是太好，部分人还有便秘的毛病。

★臀部肥胖的女性

臀部肥胖的女性，泌尿生殖系统的肿瘤有可能稍微多一点。

★腹部肥胖的男性

腹部肥胖的人比较容易出现动脉硬化。生活中，男性更容易出现腹部肥胖，所以男性患心血管疾病的风险明显高于女性。

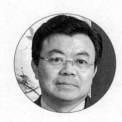

郭立新

卫生部北京医院内分泌科主任、主任医师、教授、博士研究生导师。

中央保健会诊专家、中华医学会糖尿病学分会常委兼副秘书长、北京糖尿病学会主任委员、北京医师协会内分泌分会副会长、中国医师协会内分泌代谢科分会常委兼副总干事、中华医学会老年医学分会内分泌学组副组长。

7

张雪亮告诉您
会出汗才会更健康

夏天是一个"出汗"的季节。天气热、气温高，人随便活动一下就会出汗，甚至汗流浃背。现在有空调了，很多人又会躲在屋子里不出来，好让自己身上随时保持干爽。其实，无论是多出汗还是不出汗，对我们的身体都特别不好，这说明我们体内出现了异样。如果您能掌握一些这方面的知识，就可以判断出自己和家人身上有没有什么健康隐患，做到早预防早治疗。

❧ 蒸桑拿时出汗太多会伤身

如果您的身体不适合蒸桑拿，或是进行中医的一些火热疗法，像熏法、蒸法、灸法等，那么，这样被动出汗会伤害身体。

🌱 今年比去年更爱出汗，往往是身体虚的征兆

如果您平时不爱出汗，但是今年开始突然头面部特别容易出汗，就证明您的身体虚，汗都往头上走了。

🌱 后脑勺经常无故出汗，可能是体内有热

如果您感觉后脑勺总是出汗，而且止不住，有两种可能：一是湿热，湿热往上升；一是阳虚，阳虚漏汗，不该出的汗出来了。

🌱 天气热却总是不出汗，也许是情绪的缘故

★如果您即使天气很热也不爱出汗，体内有热排不出去，这肯定是不正常的，长此以往会影响您的血压值，女性朋友还有可能导致月经量多。

★如果您在天气热的时候还是感觉浑身发冷，七八月份也要穿长袖甚至是羽绒服，很可能是与您的情绪失常有关系。

🌱 过度出汗容易休克

如果您常常在烈日下高温作业，出很多汗，同时感觉口渴、头晕、浑身没劲，甚至休克，那肯定是过度出汗，是不正常的。

🌱 睡觉时出冷汗，辨明原因才能治疗

睡觉的时候总是出汗，就是我们所说的夜间盗汗，可能是因为体内火大，还有一种可能是气虚。遇到这样的情况一定要及时

辨明原因。

半边身体总出汗，可能是工作、生活不规律造成的

如果您总是半边身体反复出汗，比如有时是右半身出汗，左半身不出，过了一两天变成左半身出汗，右半身不出，这种情况叫"营卫失调"。这可能是因为您的工作休息不协调造成。

学会看手汗，早早帮助家人预防疾病

★如果您的手心出汗特别严重，甚至手立起来后手汗会顺着手往下滴答，就必须要经过手术治疗才行。如果只是手心微微出汗，则是因为身体的火气大、阴虚或阳虚造成的。

★如果您的手心出汗后用纸巾一擦都是黄的，那么您就需要注意了。这种黄汗可能是因为肝胆病造成的，也可能是因为身体湿气太大造成的，需要区别治疗。

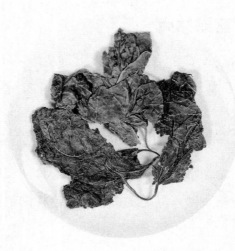

🍃 夏日如何科学止汗

★桑叶粥

做法：用桑叶打成粉，平时喝水或喝粥的时候加一些，每天吃上几十克就能止汗。

★芡实粥、芡实茶

做法：芡实具有收涩的功效，拉肚子、出汗时都可以用。平时熬粥时放在锅里一起熬，或用热水泡着喝都行。

★需要提醒您的是，中医讲究顺应自然，在夏天的时候适当出汗对身体是有好处的，如果您是正常出汗，最好别用止汗露。

★年轻人贪图凉快，夏天总喜欢洗凉水澡，如果已经浑身是汗，冷水一激很容易长痤疮、起脓包，一定要避免这样。

张雪亮

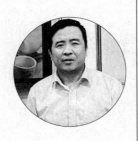

中国中医科学院培训中心主任、硕士研究生导师、主任医师。

中国中西医结合学会养生康复专业委员会委员，中华中医药学会内科分会委员，北京亚健康防治协会常务理事，全国第二批老中医药专家学术经验继承人。

先后从师于已故伤寒大师刘渡舟、北京四大名医孔伯华之孙孔令诩教授。

8 杨淑霞告诉您
不要小看皮肤瘙痒

痒和痛一样，都是我们对环境变化或者疾病的反应。因为感觉到痒，我们就能知道哪个部位出现问题了。但是，痒的原因有很多，过敏性疾病、皮肤干燥，或是一些内分泌疾病都有可能造成皮肤瘙痒，另外，还和一些恶性肿瘤或者代谢病有关系。所以，针对皮肤瘙痒症状，您必须辨明过敏源才能轻松治疗。

🌿 晚饭吃得不对皮肤痒，用抗组胺药就能治愈

如果您一到晚上就感觉浑身奇痒无比，这可能与晚上吃的东西，或者周围的环境变化有关。这种瘙痒的治疗方法很简单，吃点抗组胺药就管用。

夏天喝啤酒、吃烧烤发生皮肤过敏，忌口就能解决问题

一到夏天，很多人都会在大街上喝啤酒、吃烤串，这种饮食方式不仅会对身体有损害，也很容易使皮肤过敏。如果出现过敏症状，我建议您忌口，少吃油炸和烧烤食品，少喝啤酒，就可以解决这个问题。

洗澡太频繁、水温太高，减少洗澡次数、少用沐浴液就止痒

洗澡勤的人皮肤清洁过度，皮肤表面的保护膜都被破坏了。这个时候，我建议您减少洗澡次数、尽量少用浴液，同时还要注意水温别太高。

总是感觉脸上痒，选购化妆品要注意

有很多女性朋友都是敏感性肌肤，一旦涂抹了不合适的化妆品，皮肤很容易发生过敏。我建议您在选购化妆品时，一定要注意看它的产品成分是否符合自己的肌肤要求，要选择那种天然的、温和的。另外，我建议女性朋友的化妆水、乳液以及其他护理产品最好用同一套。

家里的空调长时间没用，再次使用要好好清洁

如果您家里的空调隔了一年都没有用，我建议您再次使用空调之前，把空调的过滤网好好清洗一下，甚至是找空调售后的员

工来清洗，减少空调浮尘造成的室内空气污染。

🌱 经常感觉精神紧张、焦虑的人，容易皮肤痒

有些人精神特别紧张的时候，他就会觉得身上的某个地方老痒痒。这样痒了抓，抓了更痒，然后再去抓，形成一个恶性循环，将来这个地方就会长出厚厚的斑。如果您经常有这种状况，我建议您好好休息一下、调整一下，去度个假就能好。

🌱 贴身穿真丝、羊毛、羊绒料的衣服，特别容易皮肤痒

有些人对动物蛋白过敏，穿真丝的衣服就会不舒服；羊毛、羊绒料的衣服贴身穿会感觉扎皮肤，我们最好选择纯棉料作为贴身衣服，柔软亲肤，对身体的刺激性也小。

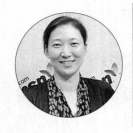

杨淑霞

北京大学第一医院皮肤科副主任医师、医学博士，曾参与《中国雄激素性秃发诊疗指南》编写，侧重美容皮肤科学及各种皮肤病的治疗。

9 张辉告诉您
牙龈出血，早预防早治疗

刷牙时牙龈出血、吃东西时发现咬下一半的食物上都是血，我们往往会觉得是上火引起的，随便吃点消炎药、清火药，多喝点水就会好，其实这可能是牙龈炎的前兆。如果不及时治疗，采用正确的刷牙方式清洁口腔卫生，甚至会演变成不可治愈的牙周炎，进而引起糖尿病、高血压、白血病等一系列重大疾病。

🌿 平时不注意刷牙，牙齿早早就会掉

研究表明：一个人能活到多大岁数，他的牙齿就能陪着他到多大岁数。但现实是，好多爸爸妈妈的身体还很硬朗，牙却不行了，这个情况就是长期不注意口腔卫生导致的，而且一旦人的口腔卫生不好，吃下去的食物沾上不卫生的口腔细菌，还容易患上其他疾病。

🌿 孕妇如果不重视牙龈出血，易诱发早产

女人在怀孕的时候，体内的激素水平会发生改变，对炎症的易感性会增加。另外，准妈妈为了宝宝的营养肯定还会吃很多东西，口腔卫生处理不到位，就很容易患上牙龈炎，我们称为妊娠期龈炎。如果妊娠期龈炎非常严重，发展成牙周炎，时间长了就会诱发早产、流产，甚至影响孕妇的心脏和其他内脏器官。

🌿 烤瓷牙做得不好会引发牙龈慢性炎症

好多年轻人都喜欢做烤瓷牙，如果烤瓷牙做得好，牙齿的边缘处理得好，是不会对牙龈有损害的。但是，如果烤瓷牙的边缘跟牙齿本身贴合得不密切，烤瓷牙就会刺激到牙龈，时间长了会发生红肿，造成牙龈慢性炎症。

🌿 爱抽烟的人易患牙结石，容易诱发牙周疾病

平时经常抽烟的人牙齿上常有烟渍烟斑，如清洁不干净非常容易导致牙结石。

🌿 如果总是觉得口腔有异味、刷牙舌苔厚，要注意脾湿

刷牙时清洁舌苔是因人而异的。但是如果您在刷牙的时候发现舌苔厚，在刷完后口腔异味还存在，就需要去看病，因为这些异味也许是从胃里带出来的，是由于脾湿造成的。

🌿 选择合适的牙膏、牙刷，保护全家人口腔卫生

★选择保健牙刷

1.刷头：选择小头牙刷。这样您在刷牙时，牙刷头可以伸到

口腔里面，刷得更彻底。

2. 刷毛：柔软。

3. 毛丝：买回去摸一下看看是否扎手。

4. 刷柄：握着舒服即可。

★选择牙膏

牙膏种类	功效	适用范围	备注
含氟牙膏	预防蛀牙	蛀牙	太小的孩子不宜使用
中草药牙膏	去火	上火、牙龈肿痛、牙龈出血	上火的时候使用
美白牙膏	去烟渍烟斑	牙面上已经有烟渍烟斑	可以减缓形成烟渍烟斑的速度
消炎牙膏	消炎	牙龈炎、牙龈红肿、牙周炎	内含抗生素，不能长期使用
防过敏牙膏	缓解过敏	牙齿遇凉遇热特别疼，很敏感	中老年人、牙齿磨损比较严重的人可以试试用这种牙膏

日常洁牙需要注意什么

★用牙线代替牙签清洁牙缝里的食物残渣，不会把牙缝剔大；用完牙线再刷牙，清洁效果会更好。

★漱口水里有一些抗菌的成分，很辣，如果您的牙龈炎比较严重可以使用一下，但是不能依靠它来治疗牙龈炎，口腔很健康的情况下更没必要天天使用。

★建议您每年到专业的医疗机构洗牙 1～2 次。

张辉

北京口腔副主任医师，北京市首批健康
科普专家，北京市牙防办副主任。

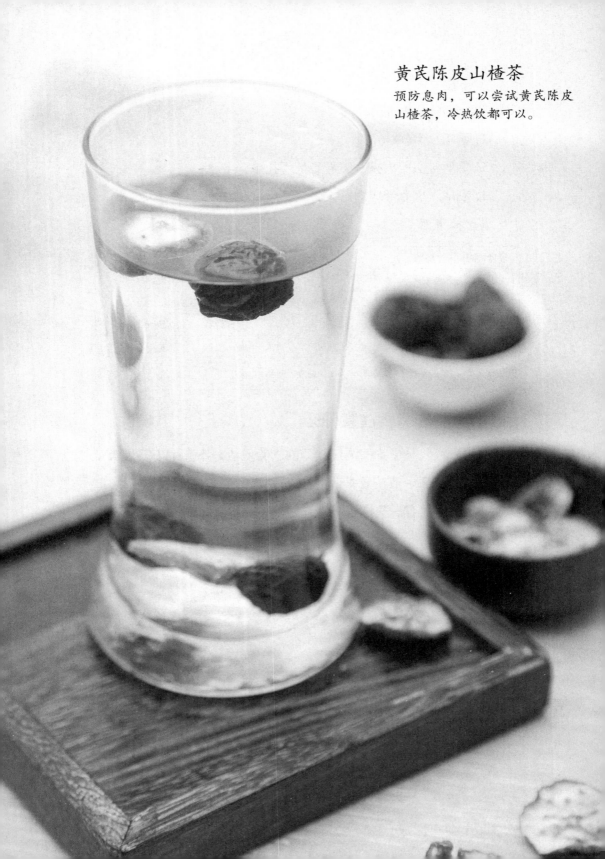

黄芪陈皮山楂茶

预防息肉，可以尝试黄芪陈皮山楂茶，冷热饮都可以。

第六章

慢性病、常见病、老病根，应如何防治才不拖累家人

1

王宏宇告诉您

减少生命的危险：留心冠心病的早期症状

高血脂、高血压、脑中风、糖尿病、冠心病等，我都称它们是和血管相关的疾病。这一类疾病的发病原因往往就是血管病变，比如脑血管发病后人就会偏瘫，出现脑中风；心脏上的冠状血管发病就会引发冠心病。

冠状动脉分布在我们心脏的表面，就像是戴在心脏上的帽子一样，长期生活不规律、饮食不注意、抽烟喝酒熬夜，就会引起冠状动脉发生粥样硬化，甚至会出现急性心肌梗死，危及生命。特别是近年来，我们在心血管疾病的人群中发现，中年和青壮年的发病率明显增加，35 岁到 50 岁之间的病人占到总人数的一半，30 岁以下的病人也很常见。

所以，了解冠心病发病的早期信号，并及时采取预防措施是非常必要的。

🌿 冠心病的早期表现

★经常感觉劳累或精神紧张，心脏周围有憋闷、疼痛感。

冠心病的早期表现千奇百怪，在心前区的表现非常多，而且一般心脏不舒服的感觉是弥漫的，它往往不是点痛，而是一个区域都感觉疼。如果您总是疲劳或处于精神紧张的状态下，感觉到心脏周围有憋闷感就一定要多加注意。

★在爬楼梯、跑步、爬山小幅度运动中感觉到胸部有憋闷感。

正常人做运动都会出现心跳、气短的感觉，甚至连追公交车也会有这种感觉。但患有冠心病的人感觉则是心悸、胸闷，在活动到一定幅度的时候，还会感觉到有东西在压迫着自己，憋闷喘不上气。

★运动时突然出现牙疼、头疼、胃疼、腿疼，请警惕冠心病。

★如果您一吃撑、受凉或者看恐怖片时，就感觉胸痛、心悸，要警惕冠心病。

★爸爸妈妈用的枕头低，如果感觉憋气，甚至被憋醒，要赶紧去医院。

很多老年人的枕头低，在睡觉时常常会感觉到胸闷、憋气，这其实就是说明心脏的负担太重了，全身的血液在躺下之后全部都淤积的心脏上，导致心脏的功能很弱。特别是出现被憋醒的情况，这说明你心脏的情况已经比较差了，必须赶紧去医院。

★性生活或用力排便时，如果出现心慌、胸闷、气急、胸痛的情况，要注意是否有冠心病。

★噪音引发心绞痛，要注意是否会发作冠心病。

如果您反复出现脉搏不齐，或不明原因的心跳过速或过缓，要注意是否会发作冠心病。

每天喝红酒可预防冠心病

★每日喝50～100毫升（1～2两）红葡萄酒可预防冠心病。有些人觉得喝黄酒对身体更好一些，但心脑血管病人有很多也有糖尿病，黄酒里有比较多的糖，要注意这种情况。

★吃少油做的素食可以降低血脂，改善动脉粥样硬化。

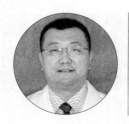

王宏宇

北京大学首钢医院血管医学中心主任、主任医师，国际血管健康学会中国分会主席，中国心脑血管疾病康复工程首席专家。

2 王宏宇告诉您
脑中风不是老年人的专利

🌿 脑中风很容易复发，而且后遗症的致残率非常高

脑中风的发病率已经占到心脑血管第一位。脑中风具有突发性，平时稍微不注意就会发作。如果爸爸妈妈的血压比较高，在后半夜不注意保暖，脑血管就很容易发生意外；还有好多老年人不管天气如何，风雨无阻地出去锻炼，一旦保暖措施没做好，也很容易出事。

脑中风很容易复发而且后遗症的致残率非常高。有些人的中风虽然好了，但是身上经常抽搐，或是舌头发麻、脸歪，还有不少人一旦再次发病就直接猝死，甚至自己刚感觉到不舒服，还没来得及打电话去医院，就已经死在家中。

从我平时接诊的病人来看，突发脑中风的高危人群主要集中在三高、爱熬夜、喜欢吸烟、暴饮暴食、睡眠不足以及生活压力比较大这几类人，而且男性比女性数量更多，年轻患者也不罕见。这说明脑中风已经不是老年人的专利了，我建议您在生活中要学一些预防脑中风病的措施，帮助全家人尽早预防、及时治疗。

🌿 年龄超过14岁以上的人每年都应该做一次血管健康的评估

血管病是有遗传性的，我在接诊的时候常见这样的例子：一个有家族病史的 18 岁孩子，他的血管年龄已经达到 40 岁。那么，我们可以推算一下，当他 30 岁的时候，他的血管年龄肯定不止 30 岁，可能就 60 岁了。血管健康评估如果不早些做，我们就没有办法及时发现问题，这个孩子可能在 30 岁就会发病。

如果您的孩子年龄已经超过 14 岁，我建议您每年都要带他去医院做一次血管健康的评估。另外，脑中风复发危险性非常高，所以患有血管病的人要有一个综合的调理，而不是接受简单的治疗。我建议，除了孩子外，最好全家人每年都要去正规的医疗机构做血管的综合健康评估，把血管结构和功能的异常情况及时排查出来，早发现早治疗。

🌿 如何保护爸爸妈妈不得脑中风

如果爸爸妈妈有心脑血管病，建议您在生活中为他们准备饮食时，一定要在医生的指导下进行营养搭配。另外，如果爸爸妈妈有锻炼的喜好，最好提前准备顶帽子。特别是在秋冬季，出门前一定要叮嘱他们不要忘记戴帽子，保护头部温暖。

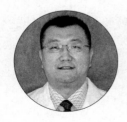

王宏宇

北京大学首钢医院血管医学中心主任、主任医师，国际血管健康学会中国分会主席，中国心脑血管疾病康复工程首席专家。

3 吴继功告诉您
预防骨质疏松，在家就能轻松做到

如果把人体比作一座房子，那么骨骼就像砖头一样，是我们的支架。如果砖头的密度高，那么它的支撑力就很大，很有力量，房子也会更加牢固；如果砖头的密度小，那么房子就会变得很脆弱。对应人体，我想要告诉大家警惕骨质疏松的原因也就在于此。

🌿 骨质疏松的表现

★骨头特别容易变形，容易骨折。比如老人家的骨头脆，如果坐惯了高沙发再坐矮凳子或矮沙发，容易出现腰椎骨折就是这个缘故。

★整个后背感觉疼痛，也说不出是哪痛，反正觉得很不舒服。

🌿 哪些人最容易得骨质疏松

★如果您是井下工作者，或平时爱窝在家里，长期不晒太阳，就很容易得骨质疏松。

阳光对人非常重要。我给很多井下工作人员看过病，他们才40多岁，但骨头的状态已经像是七八十岁的人。他们虽然也会长期吃各种补钙的药，但钙片这些东西只有通过运动和阳光才能沉积在骨头上，如果您只是吃进去了，但不晒太阳，也不去运动的话，最后会导致钙在肾里沉积，甚至会变成肾结石。

★50岁以上的人，特别是绝经期以后的女性，容易出现骨质疏松。

★工作狂，每日披星戴月赶工，不怎么参加户外活动的人，容易出现骨质疏松。

★如果您长期不运动，整天宅在家里、躺在床上看书玩手机，或卧病在床，也很容易使骨质疏松。

🌿 预防骨质疏松，在家就能轻松做到

★爸爸妈妈上了年纪，平时出门锻炼身体时，要穿鞋底较软的鞋，避免走硌脚的路，经常走走草地或泥土地，可以增加骨密度，防止因为过度运动和运动不当所带来的损伤。

★平时做饭的时候多做一些含钙量高的菜肴。每天喝牛奶对补钙来说意义不大，如果您要想要食疗补钙，可以多给家人炖大骨汤喝，骨头在高温炖煮时会产生一些胶质，这是人体合成钙的营养素。另外常吃点虾皮也有补钙效果。

★在家里要告诉孩子们吃饭不要挑食、偏食，要营养均衡。

★中年人运动时要循序渐进，根据自己的身体情况确定锻炼的时间和力度。如果您长期没有运动，千万不能一下子就跑 3000 米，这需要有个适应过程。成年人运动量的增长幅度每天最好控制在 10% ~ 20%。

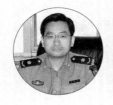

吴继功

毕业于第一军医大学。解放军306医院骨科，全军脊柱外科中心副主任医师、副教授。

4 钱彦方告诉您
有这种血型和性格的人要小心患癌

肿瘤在我们身边随处可见，它给我们的健康和家庭带来非常大的影响。根据临床验证，肿瘤并非是立即患上的，它的病发和一个人的生活状态，以及性格、血型都有很大的关系。也就是说，在肿瘤面前并不是人人平等的。那么，究竟哪种性格和生活状态的人容易患上肿瘤，我们平时在家可以做哪些预防措施呢？

"癌症性格"的人最容易长肿瘤

★如何判断自己是否有"癌症性格"

按照心理学的分类方法，将红、黄、蓝色分别标号为 A、B、C 三种性格类型。喜欢红色就是 A 型性格，喜欢黄色就是 B 型性格，喜欢蓝色就是 C 型性格。C 型性格就是"癌症性格"，临床调查，肿瘤患者当中有近一半的人属于这种性格。

★ "癌症性格"的人往往给人的感觉很内向、沉静，性格比较低沉，很容易压抑自己，遇到有些事虽然着急但是不喜欢发泄。

🌿 A型血患肿瘤疾病的机率大

通过大量的研究发现，A型血、AB型血的人血液黏稠度高，在临床上经常会出现一些心脑血管疾病，特别容易形成肿瘤，比如说食道癌、胃癌，还有舌癌、肉瘤等。

其实，简单归纳起来，就是C型性格，还有A型和AB血型的人肿瘤的发病率比其他性格和血型的人高。当然，血型、性格和肿瘤的关系并不是绝对的，如果您自己是A型血或AB型血也千万别自怨自艾，而且性格可以后天改变的，"开心"就不容易长肿瘤。

🌿 炒菜时要及时驱赶油烟，谨防鼻咽癌

很多人炒菜都喜欢炝锅爆炒，这样炒出的菜很香。但这种炒菜方式对人很危险，很多大厨患鼻咽癌机率高的原因正是如此。炒菜的油一旦达到150℃以后就会有炝锅的糊味，会刺激人的鼻子、气管；油温高达350℃之后，油烟就会刺激人体的免疫功能，引起气管异化、增生，引起肿瘤。所以，您平时在家炒菜时尽量注意油温不要太高，还要及时用油烟机吸走油烟，并多选用火麻油或天然的大豆油、菜籽油做饭。

🌿 常按章门、膻中穴，减少患癌风险

★章门穴

取穴方法：弯一下胳膊，肘尖正对的地方就是。有肝经病变时，会疼痛或者酸胀；如果您摸到皮下有结节，一按就很疼，必须赶紧去医院做检查。

按摩功效：常按能够调治肝脏病变，对肝胆肿瘤、消化道肿瘤有防治作用。

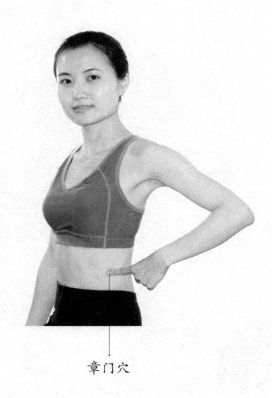

章门穴

★膻中穴

取穴方法：乳头连线与正中线的交界处。

按摩方法：平时保健，先顺时针揉 100 圈，再逆时针揉 100 圈。

按摩功效：膻中穴有防治作用，如果您感觉到气郁、胸闷疼，或是确诊有肝病的话，经常按揉此穴位会觉得很舒服。

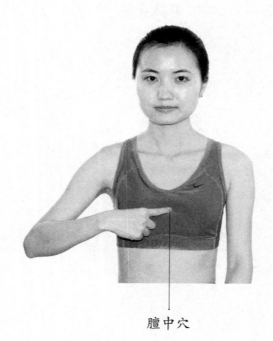

膻中穴

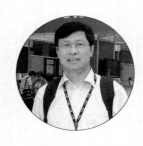

钱彦方

海军总医院主任医师、教授、医学硕士，国际中医体质学会委员，中华中医药学会、中医体质全会常务委员，海军中医学会副主任委员。

5 吴大真告诉您
降压灵药三七花

三七，主要生长在我国云南文山。当地是著名的长寿县，那里的人平均寿命可以达到九十岁以上，也没有我们常见的三高问题。而他们长寿的秘诀就是经常用三七花、吃三七粉。

提起"三七"这个名字，很多人并不是非常了解。实际上它就是"田七"，又名金不换，它既可以活血化瘀，也有止血功效，还可以降血压，改善失眠症状，药用价值非常高。

吴大真

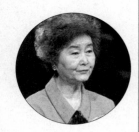

现任北京同济医院院长。北京恒安中医院、北海医院特邀肾病专家、主任医师，研究生导师，北京市政协委员、中国保健协会副理事长，北京国际医药学术研究促进会常务会长。

著有《花养女人幸福一生》《健康的女人最幸福》等畅销书。

6

王宏宇告诉您

得了高血压，家庭调养最重要

到医院做体检，医生嘱咐您做的第一项检查一般就是量血压，这是因为高血压是引起心脑血管疾病的一个重要因素。

高血压发病有一个基本规律：青壮年多为低压高，老年人多为高压高，北方人相对于南方人来说患病的机率更大。而且高血压具有家族遗传性，也就是说，如果您的父母有高血压，那么您全家人都要特别注意日常调养，做到早预防早治疗。

学会测量血压，帮助家人实时监测

★准备器材

台式血压计（常用）、电子血压计。

★测量方法

血压计要保持和被测者的心脏在同一水平高度，在双手放松的状态下充气，一般听到最后一声响的时候再往上加压，打 50 毫米汞柱左右，然后慢慢放气，第一声响测到的是高压，第二声响测到的是低压。

★**诊断要领**

在正常情况下，人的理想血压为：高压 100 ~ 120 帕，低压 60 ~ 80 帕。如果您的高压超过 140 帕，低压超过 90 帕，临床上就定义为高血压。

★**测血压需注意**

1. 我们的血压都是在不停变化的，我建议您如果感觉到不舒服，可以量的次数多些；如果平时血压比较稳定，就没必要不停地量。

2. 您自己家用的血压计在使用前一定要先到医院校正，然后再测量使用。

🌿 全家人都要预防血压病

★坚持每人每天 6 克盐，饮食清淡稳定血压。

★常吃芹菜、菠菜、白菜这些绿色蔬菜能防动脉粥样硬化。

★经常和家人走一走、跑一跑，做做有氧运动可以维持血压。

🌿 找个好大夫，患了高血压也能长寿

高血压虽然是伴随人终身的疾病，需要长期服药，但它基本上不会影响您的正常生活，如果调理好，您自己就可以很好地控制这个病。

另外，我不建议病人频繁地更换主治医生，因为医生的每个治疗方案都是在全面了解病人的年龄、危险状况、家族病史、生活情况等总结制定的，有特别明确的针对性，很多方案需要经过长期坚持才能有效。

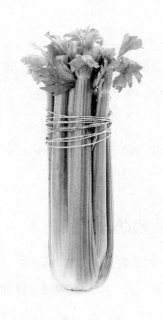

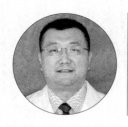 ## 王宏宇

北京大学首钢医院血管医学中心主任、主任医师，国际血管健康学会中国分会主席，中国心脑血管疾病康复工程首席专家。

7 王肃季告诉您
预防息肉，尝试一下黄芪陈皮山楂茶

"息"按医学里的记载是"多出""盈余"的意思，"息肉"指的就是我们身体里自己生长出来的一种多余的赘生物，它属于一种良性肿瘤。虽说它属于良性，但是我们经常会建议患者把它割除，因为它是可以恶变的，一旦恶变就会演化成癌。

🍀 大便异常或便血，要警惕结肠、直肠息肉

如果您的排便突然变得不规律，要么大便干燥、便秘；要么拉肚子，每日拉五六次甚至十多次，这两种症状来回交替，并出现便血，大便里带有黏液、浓液。这时候就要及时到医院检查，

看是否是结肠、直肠长息肉的原因。

★检查方法：做肠镜。

★恶变后果：肠癌（肠息肉化癌的风险最高）。

🌱 胃口不好，整个人没精神，警惕胃息肉

如果您感觉烧心、吐酸、反酸、胃胀，肚子总是咕噜咕噜响，有嗝气没食欲，有贫血症状，就要及时到正规医院做胃镜检查。

★检查方法：做胃镜。

★恶变后果：容易转化成胃癌。

🌱 右侧肩背疼痛，吃点油腻的食物就大便溏泄，警惕胆囊息肉

如果您身体的右侧肩背酸胀，肝部不舒服，经常出现腹胀，吃下油腻食物消化得很快，大便溏泄，就很有可能是胆囊出现了问题。

★检查方法：每年体检 B 超。

★恶变后果：转化成胆囊癌。

🌱 女性宫颈糜烂，警惕宫颈息肉

有些女性朋友经常会感觉腰疼，下腹部总隐隐约约地疼痛，还伴有阴道出血症状，必须及时到妇科检查。如果女性有宫颈糜烂，甚至只是轻度宫颈糜烂就需要注意了。

★检查方法：内诊、B超。

★恶变后果：转化成宫颈癌。

🌿 小孩大便出血、腹疼、肠套叠，要警惕结肠息肉

年纪为5～10岁的小孩，如果同时出现便血、腹疼、肠套叠，家长一定要马上带孩子去医院做检查、做手术。

🌿 预防息肉，尝试一下我常推荐的黄芪陈皮山楂茶

★配方

生黄芪30克、生山楂片30克、陈皮10克。

★做法

一起煮水代茶饮，冷饮热饮都可以。

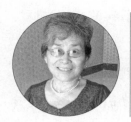

王肃季

北京东城中医院特聘专家教授、主任医师，北京中医药学会肾病委员会委员。

《养生堂》、《成功之路》等栏目嘉宾。

8 于莺告诉您
感冒引发心肌炎，及时进行
心肺复苏

🌿 感冒、上吐下泻容易引发心肌炎

不要以为心肌炎离我们很远，特别是年轻人，仗着自己身强力壮认为什么病都不会找上门。为了拼事业，生活不规律；为了抢时间，老是吃快餐，早晨中午吃汉堡凑合一下，晚上谈生意出门喝酒应酬，巴不得一分一秒都不耽误；遇到点小毛病，比如感冒、上吐下泻，就硬挺着扛着。

别以为这样的小毛病没关系，一旦出现心跳速度变快、浑身没劲、发烧的征兆，就像好是刚刚做过强度运动似的状态，这就是早期心肌炎。这个时候如果你不重视，很快就会昏厥、吐血痰、

咳嗽，造成心源性休克。

我在急诊科时，经常会遇到这样的事，网上、电视台、报纸等媒体也常能看到这样的新闻，有的年轻人晚上睡觉第二天没了，或者有的人正陪着女朋友逛街就突然倒地，从医学角度上来说就是因重症心肌炎导致了猝死。

急救方法：心肺复苏

★判断

判断心跳呼吸，最简单的是摸大动脉——颈动脉。

★操作方法

1. 找准心窝：人体两个乳头连线和胸骨柄交接处——膻中穴。

2. 按压方法：将整个胳膊伸直，两手交叉，用手掌根按压。

3. 按压程度：按压深度为胸廓的 4～6 公分，按压频率为每分钟 100 次左右。

4. 按压时间：持续性用力，连续 10～15 分钟。

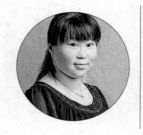

于莺

曾任北京协和医院急诊科主治医师，毕业于中国协和医科大学。因其快言快语、诙谐幽默，被冠以"急诊科女超人"的称号，其新浪微博粉丝已逾百万。

白米白面的营养价值偏低，所以你吃主食越杂越好。比如早晨吃全麦面包就特别营养，真全麦的配料表上面有全麦粉、酵母粉（没有小麦粉这一项），颜色也偏暗发黄。

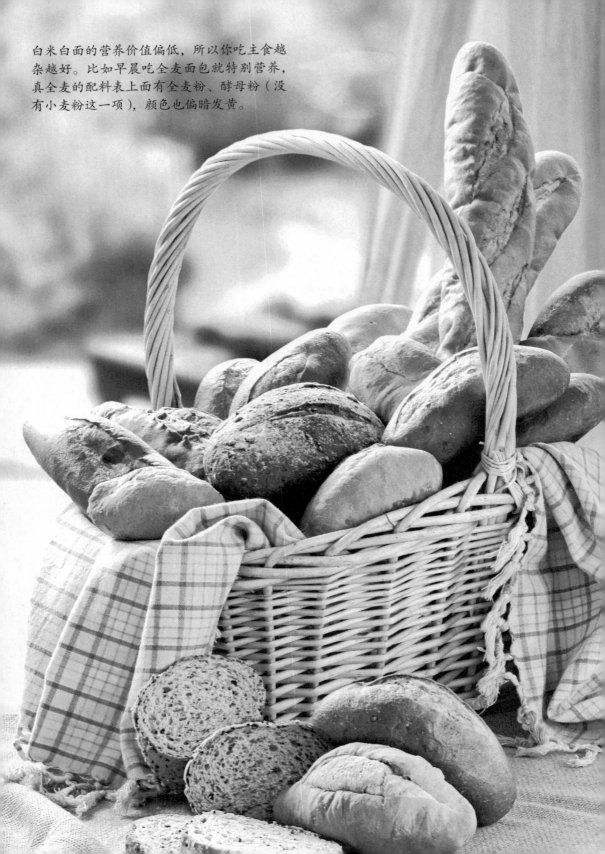

第七章

走出养生误区就不生病

1 范志红告诉您
减肥就是要吃好的

很多人都对减肥有误区：减肥不就是多吃那种营养含量少的、脂肪含量少的、蛋白质含量少的，总之就是各种元素都少的食材么？错了。因为要保证身体正常运转，所以你减肥的时候身上需求的营养绝对不能少。实际上，增加营养，减少身体不需要的东西，这样才能在不影响健康的前提下变瘦。我提倡的是一个月减 3 斤，照这个速度算，半年也能减掉 18 斤。一年绝对大变活人。

🌿 多吃少油烹调的蔬菜

蔬菜都可以吃。比如，白菜有 96% 的水，只有 4% 的干物质，你吃 1 公斤的白菜，只相当于吃半碗饭。

🌿 水果千万别吃过量

水果热量虽然不太高，但也千万别吃过量，若是减肥就别吃榴莲、香蕉、牛油果了。另外，夏天不少人都喜欢不吃饭抱着半个西瓜用勺挖着吃，西瓜热量低但含 8% 的糖，那么吃下去相当于一下子吃了一碗半米饭。

多吃菌藻类食物

蘑菇、海带这类的菌藻纤维高能量低，吃下去容易有饱腹感，三高的人特别适合吃。

动物类食品怎么吃

减肥时候容易缺钙，所以每天喝一些牛奶、酸奶很好。最好再吃一两红肉，不容易贫血，这么少的量也不会造成胆固醇变高。

吃主食越杂越好

白米白面的营养价值偏低，所以你吃主食越杂越好。比如早晨吃全麦面包就特别营养，我们全家现在早晨都这么吃。请注意：全麦面包买的时候您一定得仔细看配料表。真全麦的配料表上面有全麦粉、酵母粉（没有小麦粉这一项），颜色也偏暗发黄。

多吃红豆、芸豆、绿豆、豌豆等天然种子

红豆、芸豆、绿豆、豌豆等杂豆都是天然种子，没有什么转基因问题，好吃、蛋白质含量高、矿物质很丰富，同时消化速度会很慢，吃完了饱腹又健康。我家老人喜欢做红芸豆粥，那豆子煮软了口感特别好，而且很饱腹，晚饭吃完睡前都不饿。

🌿 范博士温馨叮嘱：您常吃的未必就是对的

★土豆、山药、芋头、魔芋、竹笋等这些常见减肥食材其实对营养不利。

土豆、山药、芋头不能算蔬菜，得算粮食，而且淀粉很多，是种增肥的食材。吃饭时吃一碗米饭、再吃一碗土豆烧牛肉，就相当于吃了两份粮食。

魔芋只有纤维不含热量，但是没什么营养，吃了能饱肚很适合减肥，但不能多吃。

竹笋比魔芋营养高一点，但在蔬菜里不算是营养最好，最好搭配肉类吃，能刮油。

★家里过年过节炖肉的时候，你可以多放一些竹笋、香菇、胡萝卜、海带等素菜，它们吸收了肉味后会很好吃，这样能少吃点肉，也很容易会产生饱腹感，少积肠毒。

★煮一些八宝粥代替主食给肥胖的孩子吃，粥里水分多、干物质少，粥里有豆子、燕麦片、莲子，营养好，煮出来也很香。

范志红

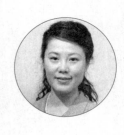

中国农业大学食品学院营养与食品安全系任副教授、食品科学博士、中国营养学会理事、中国健康教育协会理事，中国最具人气、出镜率最高的饮食营养专家，"原创营养信息"博客点击率达2300万。
CCTV《健康之路》《焦点访谈》，BTV《养生堂》，江苏卫视《万家灯火》特邀嘉宾。
著有《范志红：不懂健康，难做美丽女人》《范志红——吃对你的家常菜》等书。

2 董金狮告诉您
选错洗涤剂，除菌不力更伤身

人们选择洗护用品时，常常是凭广告、味道甚至是包装买，觉得什么好就用什么。其实，洗不同的东西需要不同的洗护用品，选择洗护用品也是有窍门的。

用天然皂粉洗衣服，价格便宜、洗得干净

★您平时清洗衣服我建议选择天然皂粉，它的洗涤效果比洗衣粉高出 1.5 倍左右，去污能力很强，而且对皮肤和衣物的破坏力很小。

★常见的洗衣粉、肥皂、洗衣液，建议您了解它们的特点和使用方法再选择。

洗涤剂	特点	专家嘱咐使用说明
肥皂	偏碱性，去污力能力强。	如果您清洗内衣或其他质地比较普通的衣服可以使用。使用时尽量用50℃左右的温水，能帮助您洗得更干净。
洗衣粉	碱性非常大，去污力更强，生活中最常用。	洗衣粉对皮肤的伤害很大，如果您长期用洗衣粉洗衣服，手上的皮肤会被碱侵蚀变干。
洗衣液	酸碱度不高，但成分里加了活性酶，去污效果虽好却容易损害衣服。	对面料有一定的破坏，同时对水的污染比较厉害，我不建议用于珍贵面料的洗涤。

🌿 公共场合的洗手液最好少用

★洗手液是一种化学品，所以我建议您在平时使用洗手液时一定要注意用量，每次洗手用一两滴就足够。

控制洗手液过量妙招：取一个用过的洗手液瓶，倒出来一半，剩下一半，然后再往瓶里兑一半的纯净水，这样用的时候浓度就降下来了，清洁效果也没什么问题。

★我曾经做过关于洗手液的调查，发现公共场合的洗手液质量太差，不仅起不到杀菌、消毒、护肤的作用，洗完后手往往还会很干，甚至出现灼热的感觉，所以我建议您在公共场合中最好不要用这些洗手液。

🌿 家里常备传统香皂洗手，更加安全可靠

平时在家里洗手，我建议您准备传统的香皂，更加安全、可靠、有效。另外，在洗完手之后，为防止皮肤干燥，要及时涂抹手霜。

🌱 用小苏打水清洗蔬菜上的农药

★使用方法

先把需要清洗的蔬果泡在小苏打水中，30分钟后将蔬菜用清水冲洗干净就好。另外，有一种叫茶籽粉的东西，是纯天然的，也可以用来洗水果蔬菜。

★作用

小苏打是碱性的，它能将农药中大部分磷、氯发生水解，使农药失去毒性，所以非常安全方便。

🌱 如何正确使用洁厕灵

★如果需要清洁的地方比较脏，我建议您可以将固体洁厕灵配合液体洁厕灵一同使用。

★注意洁厕灵和84液绝对不能混合用，因为混合后产生的气味对人的伤害很大，影响健康。

董金狮

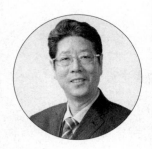

中国知识维权第一人，现兼任国际食品包装协会常务副会长兼秘书长，现任北京环境科学学会副秘书长，中国民族卫生协会健康饮水专业委员会顾问，并受聘于西北大学、北京印刷学院等高等院校客座教授，是著名的食品安全与环保专家。
《焦点访谈》《每周质量报告》《消费主张》《万家灯火》《健康来了》《家政女皇》《天天养生》《健康有道》等节目嘉宾。
著有《董金狮谈怎么吃更健康》。

3 王东告诉您
别动不动就用抗生素

生活中，我们难免会有头疼脑热的时候，每个人都应该使用过抗生素。但是抗生素品种那么多，价格区间那么大，究竟我们用对抗生素了吗？是不是每次生病我们都必须用抗生素呢？

使用抗生素的常见误区

★一感冒发烧，就用抗生素治疗

感冒发烧用抗生素需要分情况：

1. 如果您在吃东西、喝水、咽吐沫的时候都感觉到嗓子疼，可以服用阿莫西林类抗生素。

2. 如果喝水、咽吐沫并没有出现感冒加重的情况，就没有必要使用。

★输液肯定比吃药来得快

如果您的病情没有急迫到必须输液的程度，完全可以用吃药的方式来治疗。药物更安全更缓和，使用起来也会更舒服一些。

★抗生素的价格越贵越好

抗生素的价格从几毛钱到几千块钱不等，它们的治疗对象不同，并不能以单纯的价格来评价功效。比如磺胺药，一盒才几毛钱，但是对皮肤破损化脓、泌尿系感染、肠道的感染、艾滋病等都有很好的疗效。

★抗生素用得越多，病就好得越快

抗生素是否能够真正达到疗效，取决于医生对病情的诊断和掌握。如果诊断非常准确，只采用一种抗生素就有可能解决问题。

★新一代抗生素肯定比上一代的疗效好

其实，每一代抗生素所针对的病原体种类都是不一样的，代数新只代表这个药是最新研发的，和药效没太大关系。相对于上一代的抗生素来说，最新抗生素的临床试验时间短，隐含的风险也许反而会更大。

🌿 如何正确使用抗生素

★您在使用抗生素前必须要有医生的诊断，千万不能自己想当然。如果抗生素用得不对，就会出现头晕、肌肉酸痛、血糖变化等不良反应，严重的还会引发心律失常。

★服用抗生素的药量要遵循医嘱，比如一天最多吃一片，你却一天吃了五片，这可能会引起很严重的不良反应。

★有些药物是一天一次，如果您一天吃了三次的话，肯定对身体有影响。

★服用抗生素时，要注意药物和饮食之间的关系。

不同的抗生素和饮食的关系是完全不一样的。比如，伊曲康唑这种药物的口服液一定要在空腹时候服用，而胶囊则一定要在饭后吃。如果你把这两样的顺序搞混了，人体就吸收不了这个药物。

★一定要认真阅读说明书。

在使用抗生素前，一定要清楚它到底能治什么病，会产生什么不良反应。一旦您在使用的过程中，身上出现皮疹、头晕、胃肠道反应等症状，就知道这有可能是药物引起的，并及时就医。

🌿 常用酒精消毒、常洗手，可以预防50%以上的疾病

在生活中最简单的避免疾病发生的措施就是做好个人防护，特别是认真洗手。把手的卫生处理好，这样基本上可以预防50%以上的疾病。

另外，对于家人常使用的电脑桌面、键盘、电话等，也要采取一些杀菌消毒措施。建议您可以用医用酒精消毒法：三杯纯酒精，再倒上一杯水，可制作成纯度为75%的酒精，用它定期对这些用品进行擦拭，可以降低患病的机率。

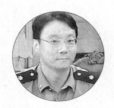

王东

空军总医院博士。

4 韦云告诉您
走路姿势不对易伤身

　　走路的学问非常大，一个人走路姿势好看不代表对身体健康有利，走路"内八字"或"外八字"以及走路的快慢对身体有着不同的影响。

孩子走路姿势不正确，长大后容易气血不通

　　如果孩子走路的姿势不正确，老是拧着腿，长此以往，他的腿很容易出现经络不通、气血不畅。我们的经络要进行全身循环的巡行，经络不通会造成局部疼痛，等年纪大了，连脏腑都会出问题。

走猫步会磨损髋关节和腰部

　　我们看时装表演时，会觉得模特走猫步的样子很美，摇曳生姿，

但这是一种不健康的走路姿势。因为模特在舞台上走路时必须保持直线，两脚要越过身体的重心，如果您在平时为了追求美而长期走模特步，很容易因此造成身体髋关节和腰部过度扭曲，甚至出现磨损。

🍃 走路"外八字"，人到中年以后膝关节会经常疼

从严格意义上讲，人的脚长得就是"外八字"形状。比如当您平躺在床上放松的时候，可以看到脚尖是向外偏的，这是我们每个人发育的正常状态。但脚向外偏也是有适当度数的，我们小时候军训，立正时两个脚前面要能放进去一个拳头，大约是25°～30°，这个偏向的度数就非常正常。

我们说的"外八字"，指的是走路时脚尖向外偏度数高于正常值，在30°以上，甚至有人会到45°。如果您是"外八字"，就要注意了，走路时"外八字"会使整个膝关节处于一个扭曲的状态，长期如此对膝关节的磨损会非常厉害，中年以后甚至出现骨关节退行性病变。

🍃 常走"内八字"小腿容易变粗

保持脚尖向内的姿势走路时，我们的膝关节也是一种扭曲的状态。另外，人的小腿上有一块腓肠肌，它平时是分开受力的，如果您总是"内八字"走路，会造成腓肠肌的外侧受力，使它慢慢地变得发达，小腿会因此变粗，甚至会变成 O 型腿。

长期穿高跟鞋走路，脚更容易变形

如果您家有女性的鞋跟高度超过 5 厘米，建议她不要长时间走路。长时间穿 5 厘米以上高跟鞋的人，很容易造成脚趾外翻、足弓折屈、脚变形，严重的甚至需要手术。

按照正确的方式走路，让肌肉得到最全面的锻炼

★走路时保持全身放松，让身体重心顺着脊柱下沉是最好的行走状态。

★走路时身体不能偏。

★孩子的腿型有问题要及时矫正，避免造成腿部的过重负担。

★爸爸妈妈年纪大了，我建议您在走路时时常用双手互相捏一捏，能促进血液循环。

★如果您喜欢晨练，我建议在路况比较好的地方采取"倒着走"的方式，这样能让肌肉得到更全面的锻炼。

如何通过走路锻炼心肺功能

我建议在走路锻炼时，步伐的频率最好比您心脏跳动的频率快 1 倍，大概 1 分钟走 200 ～ 250 步就可以，每天持续 20 分钟以上，这样就能达到锻炼心肺功能的效果。

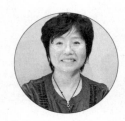

韦云

北京中医药大学东方医院血液免疫科主任医师，
北京市中医医疗质量监测中心副主任。

图书在版编目（CIP）数据

不排队、不挂号 听专家为您会诊 ／《健康大财富》
栏目组主编．—南昌：江西科学技术出版社，2013.12
ISBN 978-7-5390-4858-1

Ⅰ．①不… Ⅱ．①健… Ⅲ．①养生（中医）-基本知
识②保健-基本知识 Ⅳ．① R212 ② R161

中国版本图书馆 CIP 数据核字 (2013) 第 279244 号

国际互联网（Internet）　　地址：http://www.jxkjcbs.com
选题序号：ZK2013111　　图书代码：D13017-101

丛书主编／黄利　　　监制／万夏
项目策划／设计制作／紫圖圖書 ZITO®
责任编辑／龚琦
特约编辑／马松　宣佳丽　陈蕊　车璐

不排队、不挂号 听专家为您会诊　　　　《健康大财富》栏目组 主编

出版发行	江西科学技术出版社	
社　　址	南昌市蓼洲街 2 号附 1 号　邮编 330009	
	电话:(0791) 86623491　　86639342（传真）	
印　　刷	北京嘉业印刷厂	
经　　销	各地新华书店	
开　　本	787 毫米 ×1092 毫米　1/16	
印　　张	11.5	
字　　数	80 千	
版　　次	2014 年 3 月第 1 版　2014 年 3 月第 1 次印刷	
书　　号	ISBN 978-7-5390-4858-1	
定　　价	32 元	

重点书 《黄帝内经说什么》系列

读《黄帝内经》，100岁依然手脚灵活
越活越年轻，越老越健康

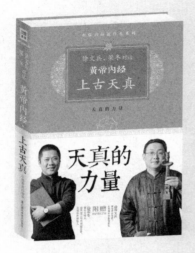

黄帝内经·上古天真

出版社：江西科学技术出版社
定价：39.9元 开本：16开
出版日期：2013-8

内容简介

本书分条逐句以一位中医大家和一位精通中医的名嘴的对话形式，讲述《黄帝内经》中的精彩篇章"上古天真论"。将千年传承的老祖宗的养生圣典，以轻松幽默、通俗易懂的方式呈现出来。

上古之人年过百岁，依然手脚灵活，生儿育女的养生奥秘；女人每7年、男人每8年的分阶段生理特点和保养圣经；提高自己的性能力并延年益寿的绝妙之术；改变个人运程的全新方法；比吃任何灵药都灵的三种补肾方法；五种千金难买的清心良方；健康性爱攻略；最简单有效的戒烟方法……

这些内容都会在本书中为您一一讲解。

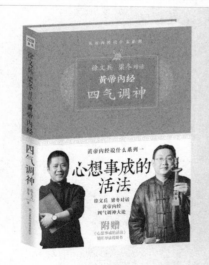

黄帝内经·四气调神

出版社：江西科学技术出版社
定价：39.9元 开本：16开
出版日期：2013-4

内容简介

徐文兵：本名徐小周，字文兵，厚朴中医学堂堂主，北京御源堂、平心堂中医门诊部身心医学专家，月梨中医文化讲习所导师。出生于中医世家，自幼随母亲学习中医。毕业于北京中医药大学中医系。诊疗科目包括中医全科、针灸科等。

多次受邀在北京电视台举办健康讲座；担任中国气象频道《四季养生堂》栏目长期主讲嘉宾；在中央人民广播电台主讲《重新发现中医太美之黄帝内经》。著作有《字里藏医》《黄帝内经四季养生法》《<黄帝内经>现学现用》《黄帝内经家用说明书之上古天真论》。

梁冬：正安中医创始人。主持中央人民广播电台《国学堂》和旅游卫视《国学堂》栏目，广受观众好评。

紫图健康课

健康课致力于为您分享最优质的健康知识，做您手里的健康顾问！

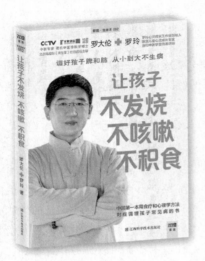

让孩子不发烧、不咳嗽、不积食
中国第一本专门教父母用食疗和心理学方法
对症调理孩子常见病的书

出版社：江西科学技术出版社
书号：978-7-5390-4791-1
定价：32元

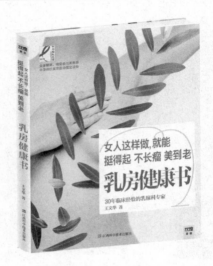

乳房健康书
女人这样做，就能挺得起、不长瘤、
美到老！

出版社：江西科学技术出版社
书号：978-7-5390-4815-4
定价：36元

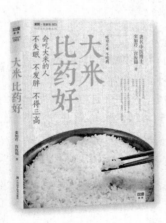

大米比药好
吃对大米不吃药

出版社：江西科学技术出版社
书号：978-7-5390-4857-4
定价：32元

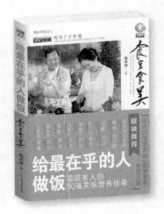

给最在乎的人做饭
温暖一家老小的90道健康佳肴

出版社：江西科学技术出版社
书号：978-7-5390-4915-1
定价：38元

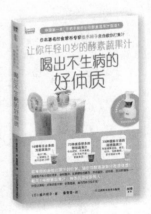

让你年轻10岁的酵素蔬果汁
中国第一本手把手教你制作酵素蔬果汁指南！

出版社：江西科学技术出版社
书号：978-7-5390-4913-7
定价：32元